C. Schmid ▌ B. Asfour ▌ Leitfaden **Kinderherzchirurgie**

C. SCHMID B. ASFOUR

Leitfaden Kinder-
herzchirurgie

Unter Mitarbeit von
H. G. KEHL und H. H. SCHELD

Zweite, überarbeitete Auflage

MIT 23 ABBILDUNGEN UND 8 TABELLEN

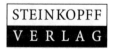

STEINKOPFF
VERLAG

Prof. Dr. med. Christof Schmid
Klinik und Poliklinik für Herz-, Thorax- und herznahe Gefäßchirurgie
Universitätsklinikum Regensburg
Franz-Josef-Strauss-Allee 11, 93053 Regensburg

Prof. Dr. med. Boulos Asfour
Deutsches Kinderherzzentrum
Asklepios Klinik Sankt Augustin
Arnold-Janssen-Straße 29, 53757 Sankt Augustin

ISBN 978-3-7985-1708-0 Steinkopff Verlag

Die Deutsche Nationalbibliothek verzeichnet diese Publikation in der Deutschen National-
bibliografie; detaillierte bibliografische Daten sind im Internet über http://dnb.d-nb.de
abrufbar.

Steinkopff Verlag
ein Unternehmen von Springer Science+Business Media

www.steinkopff.com

© Steinkopff Verlag 2004, 2009
    Printed in Germany

Redaktion: Dr. Annette Gasser   Herstellung: Klemens Schwind
Zeichnungen: Angela Haas, Regine Gattung-Petith
Umschlaggestaltung: WMX Design, Heidelberg
Satz: K+V Fotosatz GmbH, Beerfelden

SPIN 11861454   85/7231-5 4 3 2 1 0 – Gedruckt auf säurefreiem Papier

Vorwort zur 2. Auflage

Die nun vorliegende, zweite Auflage des „Leitfadens Kinderherzchirurgie" soll wie die erste jungen Kolleginnen und Kollegen die ausgesprochen komplexe Materie der operativen Therapie angeborener Herzfehler vermitteln. Erfreulicherweise hat die Erfahrung gezeigt, dass dieses Buch auch von Nichtmedizinern gern als Nachschlagewerk herangezogen wird. Seit der letzten Auflage war nichts bahnbrechend Neues zu berücksichtigen, jedoch hat sich einiges im Detail verändert. Wir legten erneut allergrößten Wert auf die Darstellung des aktuellsten Stands der Therapie der angeborenen Herzfehler und folgten in ihren zentralen Punkten der persönlichen Vorgehensweise im Deutschen Kinderherzzentrum Sankt Augustin. Dabei wurde auch der zunehmenden Tendenz Rechnung getragen, Herzfehler so früh wie möglich und im interdisziplinären Dialog mit den Kinderkardiologen zu korrigieren, und sogenannte Hybrid- bzw. vorbereitende Eingriffe im Herzkatheterlabor durchzuführen. Die Heterogenität angeborener Herzfehler erlaubt aber häufig verschiedene Wege, um das Ziel der optimalen Therapie mit dem besten Langzeitergebnis zu erreichen. Aus diesem Grund wurden auch alternative Behandlungskonzepte dargestellt. Es bleibt zu betonen, dass von der Deutschen Gesellschaft für Thorax-, Herz- und Gefäßchirurgie 2006 eine Struktur für kinderherzchirurgische Zentren definierte wurde, welche für eine optimale Behandlungsqualität erforderlich ist (Thorac Cardiovasc Surg 2006; 54:73–77). Darüber hinaus werden die Ergebnisse entsprechend den Vorgaben zur Qualitätssicherung der Therapie angeborener Herzfehler mit Hilfe der

Datenbank der Europäischen Gesellschaft für Thorax-, Herz- und Gefäßchirurgie in Warschau analysiert (EACTS Congenital Database).

Dennoch erhebt der vorliegende Leitfaden keinen Anspruch auf Vollständigkeit, und Verbesserungsvorschläge sind uns stets willkommen.

Dankbar sind wir allen, die zum Erfolg des Buchs beigetragen haben, insbesondere unserem gemeinsamen Lehrer, Herrn Prof. Hans H. Scheld (Klinik für Thorax-, Herz- und Gefäßchirurgie, Universität Münster).

Regensburg und Sankt Augustin, CHRISTOF SCHMID
im Januar 2009 BOULOS ASFOUR

Inhaltsverzeichnis

1 **Fetale und neonatale Physiologie** 1

2 **Morphologie und Terminologie** 3

2.1 **Vorhofmorphologie** 3
2.2 **Atrioventrikularverbindung** 4
2.3 **Ventrikelmorphologie** 5
2.4 **Ventrikuloarterielle Verbindung** 6
2.5 **Nomenklatur** 6

3 **Vorhofseptumdefekt/ interatriale Kommunikation** 9

3.1 **Anatomie/Pathologie/Pathophysiologie** 9
3.2 **Operationsindikation** 11
3.3 **Operationsverfahren** 12
3.3.1 Septum-secundum-Defekt 12
3.3.2 Sinus-venosus-Defekt 13
3.3.3 Koronarsinusseptumdefekt 15
3.4 **Intraoperative Probleme/Komplikationen** 16
3.5 **Ergebnisse** 17

**4   Lungenvenenfehlmündung
     und Cor triatriatum**   19

4.1   Anatomie/Pathologie/Pathophysiologie   19
4.2   Operationsindikation   21
4.3   Operationsverfahren   22
4.3.1   Suprakardiale Lungenvenenfehlmündung   22
4.3.2   Kardiale Lungenvenenfehlmündung   23
4.3.3   Infrakardiale Lungenvenenfehlmündung   23
4.3.4   Cor triatriatum   24
4.4   Intraoperative Probleme/Komplikationen   24
4.5   Ergebnisse   25

5   Ventrikelseptumdefekt   27

5.1   Anatomie/Pathologie/Pathophysiologie   27
5.2   Operationsindikation   30
5.3   Operationsverfahren   32
5.3.1   Konoventrikulärer VSD   32
5.3.2   AV-Kanal-VSD   33
5.3.3   Konusseptumdefekt   33
5.3.4   Muskulärer VSD   34
5.3.5   VSD und Aortenisthmusstenose   35
5.4   Intraoperative Probleme/Komplikationen   35
5.5   Ergebnisse   36

6   AV-Septumdefekt   37

6.1   Anatomie/Pathologie/Pathophysiologie   37
6.2   Operationsindikation   40
6.3   Operationsverfahren   41
6.3.1   Partieller AVSD mit Mitralklappenspaltbildung (Cleft)   41

6.3.2   Partieller AVSD mit kleinem VSD   42
6.3.3   Kompletter AVSD   43
6.4   Intraoperative Probleme/Komplikationen   45
6.5   Ergebnisse   45

7   Fallot-Tetralogie   47

7.1   Anatomie/Pathologie/Pathophysiologie   48
7.1.1   Fallot-Tetralogie mit Pulmonalatresie   50
7.1.2   Fallot-Tetralogie mit fehlender Pulmonalklappe   51
7.2   Operationsindikation   51
7.3   Operationsverfahren   53
7.3.1   Fallot-Tetralogie mit Pulmonalstenose   53
7.3.2   Fallot-Tetralogie mit Pulmonalatresie   55
7.3.3   Fallot-Tetralogie mit fehlender Pulmonalklappe   56
7.4   Intraoperative Probleme/Komplikationen   57
7.5   Ergebnisse   58

**8   Pulmonalatresie
      mit intaktem Ventrikelseptum**   59

8.1   Anatomie/Pathologie/Pathophysiologie   59
8.2   Operationsindikation   60
8.3   Operationsverfahren   61
8.4   Intraoperative Probleme/Komplikationen   63
8.5   Ergebnisse   63

9   Ebstein-Anomalie   65

9.1   Anatomie/Pathologie/Pathophysiologie   65
9.2   Operationsindikation   67

9.3 Operationsverfahren 68
9.4 Intraoperative Probleme/Komplikationen 69
9.5 Ergebnisse 70

10 Double outlet right ventricle 71

10.1 Anatomie/Pathologie/Pathophysiologie 71
10.2 Operationsindikation 73
10.3 Operationsverfahren 74
10.3.1 Tunneloperation 75
10.3.2 Arterielle Switchoperation 77
10.3.3 Rastelli-Operation 78
10.3.4 Aortale Translokation (Nikaidoh-Operation) 78
10.4 Intraoperative Probleme/Komplikationen 80
10.5 Ergebnisse 80

11 Trikuspidalklappenatresie, univentrikuläre und funktionell-univentrikuläre Herzen 81

11.1 Anatomie/Pathologie/Pathophysiologie 82
11.2 Operationsindikation 84
11.3 Operationsverfahren 86
11.3.1 Aortopulmonaler Shunt 86
11.3.2 Banding 87
11.3.3 Damus-Kaye-Stansel-Anastomose 89
11.3.4 Bidirektionaler kavopulmonaler Shunt 89
11.3.5 Modifizierte Fontan-Operation 91
11.4 Intraoperative Probleme/Komplikationen 93
11.4.1 Aortopulmonale Shunts 93
11.4.2 Pulmonalarterien-Banding 93
11.4.3 Kavopulmonale Anastomose 93
11.4.4 Totale kavopulmonale Anastomose (TCPC) 94
11.5 Ergebnisse 95

12 **Hypoplastisches Linksherzsyndrom** 99

12.1 Anatomie/Pathologie/Pathophysiologie 100

12.2 Operationsindikation 101

12.3 Operationsverfahren 102

12.3.1 Modifizierte Norwood-Operation 102

12.3.2 Bidirektionaler kavopulmonaler Shunt
und Fontan-Komplettierung 107

12.4 Intraoperative Probleme/Komplikationen 108

12.5 Ergebnisse 109

13 **Linksventrikuläre Ausflusstraktobstruktion** . . 111

13.1 Anatomie/Pathologie/Pathophysiologie 112

13.2 Operationsindikation 114

13.3 Operationsverfahren 114

13.3.1 Offene Valvulotomie 114

13.3.2 Subaortenstenose 115

13.3.3 Subvalvuläre Stenose 117

13.4 Intraoperative Probleme/Komplikationen 118

13.5 Ergebnisse 119

14 **Transposition der großen Arterien** 121

14.1 Anatomie/Pathologie/Pathophysiologie 122

14.2 Operationsindikation 124

14.3 Operationsverfahren 125

14.4 Intraoperative Probleme/Komplikationen 127

14.5 Ergebnisse 127

15 Koronaranomalien 129

15.1 Anatomie/Pathologie/Pathophysiologie 129
15.1.1 ALCAPA 129
15.1.2 Koronarfisteln 130
15.2 Operationsindikation 131
15.2.1 ALCAPA 131
15.2.2 Koronarfisteln 131
15.3 Operationsverfahren 132
15.3.1 ALCAPA 132
15.3.2 Koronarfisteln 133
15.4 Intraoperative Probleme/Komplikationen 134
15.5 Ergebnisse 134

16 Aortopulmonales Fenster 137

16.1 Anatomie/Pathologie/Pathophysiologie 137
16.2 Operationsindikation 138
16.3 Operationsverfahren 138
16.4 Intraoperative Probleme/Komplikationen 139
16.5 Ergebnisse 140

17 Truncus arteriosus 141

17.1 Anatomie/Pathologie/Pathophysiologie 141
17.2 Operationsindikation 143
17.3 Operationsverfahren 143
17.3.1 Einfacher Truncus arteriosus 143
17.3.2 Trunkusrekonstruktion mit Klappenersatz 146
17.3.3 Trunkusrekonstruktion bei unterbrochenem Aortenbogen ... 147
17.4 Intraoperative Probleme/Komplikationen 148
17.5 Ergebnisse 148

18 **Aortenbogenanomalien** 149

18.1 **Anatomie/Pathologie/Pathophysiologie** 149
18.2 **Operationsindikation** 151
18.3 **Operationsverfahren** 151
18.4 **Intraoperative Probleme/Komplikationen** 152
18.5 **Ergebnisse** 153

19 **Aortenisthmusstenose** 155

19.1 **Anatomie/Pathologie/Pathophysiologie** 155
19.2 **Operationsindikation** 157
19.3 **Operationsverfahren** 158
19.3.1 Resektion und End-zu-End-Anastomose 158
19.3.2 Subclavian-flap-Methode 160
19.3.3 Flickenplastikmethode 161
19.4 **Intraoperative Probleme/Komplikationen** 162
19.5 **Ergebnisse** 162

20 **Ductus arteriosus (Ductus Botalli)** 163

20.1 **Anatomie/Pathologie/Pathophysiologie** 163
20.2 **Operationsindikation** 165
20.3 **Operationsverfahren** 166
20.4 **Intraoperative Probleme/Komplikationen** 167
20.5 **Ergebnisse** 167

▮ **Anhang** 169

1 **Syndrome mit angeborenen Herzfehlern** 169
2 **Elternrisiko** 173
3 **Geschwisterrisiko** 173
4 **Durchschnittliche Körpermaße** 174
5 **Abhängigkeit der Herz- und Atemfrequenz vom Alter** . 175
6 **Abhängigkeit des Blutdrucks vom Alter** 175
7 **Klappengrößen** 176
8 **Herzfehler** 177

▮ **Literaturverzeichnis** 179

▮ **Sachverzeichnis** 191

Abkürzungen

ALCAPA	anomalous left coronary artery from the pulmonary artery
AoD	Aortendurchmesser
ASD	atrial septal defect, Vorhofseptumdefekt
AVK	arterielle Verschlusskrankheit
AV-Klappe	Atrioventrikularklappe
AVSD	Atrioventrikularseptumdefekt
CMP	Kardiomyopathie
DCM	dilatative Kardiomyopathie
DILV	double inlet left ventricle
DOLV	double outlet left ventricle
DORV	double outlet right ventricle
HOCM	Hypertrophe obstruktive Kardiomyopathie
HZV	Herzzeitvolumen
KHK	koronare Herzkrankheit
LA	linker Vorhof
LCA	linke Koronararterie
LPA	linke Pulmonalarterie
LV	linker Ventrikel
PA	Pulmonalarterie
PAI	Pulmonalarterienindex
PA-IVS	Pulmonalatresie mit intaktem Ventrikelseptum
PDA	Persistierender Ductus arteriosus (Botalli)

PTFE	Polytetrafluorethylen = „Teflon"
PVR	pulmonalvaskulärer Widerstand
RA	rechter Vorhof
RCA	rechte Koronararterie
RIP	Ramus interventricularis posterior der rechten Koronararterie
RIVA	Ramus interventricularis anterior der linken Koronararterie
RPA	rechte Pulmonalarterie
RV	rechter Ventrikel
SAM	Systolic anterior motion
TAPVC	total anomalous pulmonary venous connection
TGA	Transposition der großen Arterien
TLLI	total lower lobe index
VSD	Ventrikelseptumdefekt
WPW	Wolff-Parkinson-White-Syndrom
ZVD	zentralvenöser Druck

KAPITEL 1

Fetale und neonatale Physiologie

Der fetale Kreislauf unterscheidet sich vom postnatalen Kreislauf durch das Vorhandensein intrakardialer und extrakardialer Shunts. Da detaillierte Studien hinsichtlich der Shunts und der Sättigungsunterschiede am menschlichen Fetus nicht möglich sind, erfolgten entsprechende Untersuchungen vorwiegend am tragenden Schaf, auf das sich die nachfolgenden Messwerte beziehen.

Das sauerstoffreiche Blut aus der Plazenta kommt über die Nabelvene zum Fetus. Durch den Ductus venosus Arantii gelangt ein Großteil direkt in die V. cava inferior, da nur wenig Blut durch die Leber fließt und sich mit dem Pfortaderblut mischt. Über die V. cava inferior erreicht das Blut aus den Nabelvenen, der unteren Körperhälfte und der Pfortader (etwa 70% des systemvenösen Rückflusses) den rechten Vorhof. Etwa 25% des Bluts aus der unteren Hohlvene werden über die Eustachi-Klappe gegen das Foramen ovale und damit in den linken Vorhof und den linken Ventrikel geleitet, wo eine Vermischung mit pulmonalvenösem Blut stattfindet (pO$_2$ 27 mmHg, O$_2$-Sättigung 65%). Von dort werden das Koronarsystem, das Gehirn und die oberen Extremitäten versorgt. Nur 10% dieses Bluts gelangen über den Aortenisthmus in die Aorta descendens. Die obere Hohlvene führt nur etwa 25% des venösen Bluts zum rechten Vorhof (pO$_2$ 14 mmHg, O$_2$-Sättigung 40%), welches nahezu vollständig über den rechten Ventrikel in die Pulmonalarterie fließt. Aufgrund des hohen pulmonalvaskulären Widerstands werden nur etwa 8% des Bluts über die Lungen geleitet, während 92% über den Ductus arteriosus in die Aorta fließen, in der eine O$_2$-Sättigung von etwa 60% herrscht. Somit wird die untere Körperhälfte überwiegend durch den rechten Ventrikel versorgt. Über die beiden Nabelarterien gelangt das Blut zurück zur Plazenta.

Aufgrund der Shunts erfolgt die systemische Organperfusion somit durch beide Ventrikel, welche parallel arbeiten, wobei der rechte Ventrikel etwa 65% und der linke etwa 35% zum Herzzeitvolumen beitragen und der Blutdruck im späten Gestationsalter systolisch bei etwa 70 mmHg liegt. Durch den Ductus arteriosus fließen etwa 60% des gesamten Herzzeitvolumens. Da zwischen beiden Ventrikeln bzw. Kreisläufen Umverteilungen möglich sind, erleidet ein Fetus selbst bei schwersten kardialen Missbildungen nur selten eine Hypoperfusion. Erst mit dem Verschluss der Kurzschlussverbindungen nach der Geburt werden diese Kinder symptomatisch.

Mit der Geburt schließen sich das Foramen ovale, der Ductus arteriosus und der Ductus venosus. Beim Foramen ovale kommt der Verschluss durch eine Abnahme der Linksverlagerung des Septum primum aufgrund des ausbleibenden Nabelvenenzustroms zur V. cava inferior sowie durch den vermehrten linksatrialen Einstrom aufgrund der Entfaltung der Lungen zustande. Der Ductus arteriosus verschließt sich durch eine muskuläre Kontraktion infolge der erhöhten O_2-Spannung, der verminderten Prostaglandine und anderer Faktoren zustande. Der Ductus venosus obliteriert infolge mangelnden Zuflusses aus den Nabelvenen.

Die pulmonale Perfusion ist in utero niedrig, der pulmonalvaskuläre Widerstand hoch. In den letzten Gestationswochen sinkt der Widerstand langsam und mit Einsetzen der Atmung abrupt ab. Nach der Geburt fällt er weiter und erreicht (bei Tieren – Schafe) nach etwa 24 h halbsystemische und in etwa der 6. Lebenswoche normale Werte. Für den Menschen sind entsprechende Werte nicht bekannt, vermutlich fällt der pulmonale Widerstand jedoch wesentlich langsamer ab.

Ein vitiumbedingter exzessiver Blutfluss über die Lungen führt je nach vorliegendem Herzfehler schon früh nach der Geburt zu Gefäßveränderungen. Es kommt zu einer Mediahypertrophie und zum Einwandern von Muskelzellen in bisher nichtmuskuläre Gefäße. Die Zahl der kleinsten Gefäße nimmt ab, und die Endothelien entwickeln eine schwere Dysfunktion.

KAPITEL 2

Morphologie und Terminologie

Die kardialen Segmente stehen in einer regelhaften Beziehung zu den thorakalen und abdominellen Organen. Die Analyse der komplexen Anatomie der kongenitalen Vitien mit ihren morphologischen Besonderheiten und deren Bezeichnungen wurden über Jahre hinweg von Richard und Stella Van Praagh (Boston), Robert Anderson (London) und Anton Becker (Amsterdam) geprägt. Mittlerweile ist die Nomenklatur weitgehend systematisiert.

2.1 Vorhofmorphologie

Bei der Analyse komplexer Vitien beginnt man zuerst mit der Beurteilung der Vorhofmorphologie. Im Normalfall, dem Situs solitus (solitus lat.: gewöhnlich, üblich), liegen der rechte Vorhof rechts und der linke Vorhof links. Die spiegelbildliche Situation nennt man Situs inversus. Eine atrioviszerale Konkordanz zu den unpaaren abdominellen Organen ist in beiden Fällen so gut wie immer verbunden, d.h. die Leber liegt auf der Seite des rechten Vorhofs, die Milz auf der Seite des linken Vorhofs. Entsprechend verhält es sich mit der Morphologie des Bronchialsystems. Bei einer Rechts- bzw. Linksisomerie finden sich nur (zwei) morphologisch rechte oder linke Vorhöfe. Solche Isomerien sind häufiger als ein Situs inversus und kommen für gewöhnlich bei viszeraler Heterotaxie (Heterotaxie: abnormale oder asymmetrische Anordnung von Organen und Körperteilen, Situs ambiguus: zweideutig, unbestimmbar) vor. Bei einer Rechtsisomerie (bilaterale Rechtsseitigkeit), welche zumeist mit einer Asplenie assoziiert ist, sind Vv. cava superior und inferior doppelt angelegt. Bei der Linksisomerie (bilaterale Linksseitigkeit), bei der zumeist eine Polysplenie vorliegt, endet die V. cava inferior vor der Leber und setzt sich über das Hemiazygossystem fort, oder es besteht eine direkte Verbindung der Lebervenen mit dem rechten Vorhof, manchmal auch über einen unroofed coronary sinus mit dem linken Vorhof.

2.2 Atrioventrikularverbindung

Jeder Vorhof kann mit einem separaten Ventrikel (konkordant, diskordant, ambiguös) verbunden sein, oder es können beide Vorhöfe in ein und denselben Ventrikel (Double inlet oder Common inlet) münden. Auch kann nur ein Vorhof eine Verbindung mit der Ventrikelmuskulatur haben (Single inlet bei univentrikulärem Herzen).

Eine atrioventrikuläre Konkordanz besteht, wenn der rechte Vorhof in den rechten Ventrikel und der linke Vorhof in den linken Ventrikel mündet. Eine atrioventrikuläre Diskordanz bezeichnet eine Verbindung des rechten Vorhofs über die Mitralklappe mit dem linken Ventrikel bzw. des linken Vorhofs über die Trikuspidalklappe mit dem rechten Ventrikel. (Es besteht immer eine Konkordanz zwischen Atrioventrikularklappe und Ventrikel!) Eine atrioventrikuläre Konkordanz bzw. Diskordanz kann sowohl beim Situs solitus als auch beim Situs inversus, nicht jedoch bei einer Vorhofisomerie existieren, da bei dieser die Atrioventrikularverbindung nicht eindeutig ist.

Beim Double-inlet-Ventrikel sind beide Vorhöfe mit einem Ventrikel verbunden. Zeigt der ausgebildete Ventrikel eine linke oder rechte Morphologie, findet sich zusätzlich eine komplementäre rudimentäre Kammer (z. B. linker Double-inlet-Ventrikel und rudimentärer rechter Ventrikel). Bei einem Ventrikel mit nicht determinierter Morphologie ist kein zweiter vorhanden.

Hat nur ein Vorhof Verbindung zu den Ventrikeln, fehlt eine Atrioventrikularverbindung. Auch hier sind isomere und inverse Vorhofvarianten möglich.

Entsprechendes wie für die Vorhöfe gilt auch für die AV-Klappen, d. h. Klappen können durchgängig oder verschlossen sein, und eine gemeinsame Klappe kann sich über beide Vorhöfe spannen. Darüber hinaus kann der subvalvuläre Apparat einer AV-Klappe über das Septum hinweg reichen, wodurch das Klappenostium auf dem Septum reitet und bei einer zweiten vorhandenen AV-Klappe eine Double-inlet-Konfiguration entstehen kann.

2.3 Ventrikelmorphologie

Die Terminologie der Ventrikel richtet sich nach ihrer Morphologie. „Linke" Ventrikel haben eine glatte Innenseite, apikal eine feine Criss-crossing-Trabekularisierung und keine septalen Chordaeansätze der AV-Klappen, während „rechte" Ventrikel grob trabekuliert sind und Chordaeansätze am Septum aufweisen. Normalerweise liegt der rechte Ventrikel rechts und anterior, der linke Ventrikel links und posterior. Dies wird nach Van Praagh et al. [148] als D-Loop bezeichnet und kann mit dem so genannten „Rechte-Hand-Muster" verdeutlicht werden: Wird die Innenfläche der rechten Hand auf die septale Oberfläche des rechten Ventrikels gelegt, zeigt der Daumen bei einem D-Loop zur Einflussklappe (Trikuspidalklappe) und der Zeigefinger zur Ausflussklappe (Pulmonalklappe). Bei einer L-Loop-Konfiguration („Linke-Hand-Muster") ist die Morphologie des rechten Ventrikels „linkshändig". Beide Morphologieformen sind isomer zueinander. Ein unklares Looping wird auch „X-Loop" genannt [145].

Das Infundibulum ist normalerweise auf beiden Seiten ebenfalls unterschiedlich. Auf der linken Seite besteht eine fibröse Kontinuität zwischen der Aortenklappe und der Mitralklappe, während sich zwischen Pulmonalklappe und Trikuspidalklappe ein muskuläres Infundibulum befindet. Pathologischerweise kann eine inverse Situation vorliegen, oder es kann eine Kontinuität zwischen Arterienklappe und Atrioventrikularklappe beiderseits ausgebildet sein oder beiderseits fehlen.

Eine undifferenzierte Ventrikelmorphologie mit einem Double inlet wird bisweilen auch als Situs ambiguus bezeichnet.

2.4 Ventrikuloarterielle Verbindung

Bei einer konkordanten ventrikuloarteriellen Verbindung und Situs solitus entspringt die Aorta rechts posterior aus dem linken Ventrikel, die Pulmonalarterie links anterior aus dem rechten Ventrikel. Diskordant bedeutet, dass die Aorta aus dem rechten und die Pulmonalarterie aus dem linken Ventrikel entspringt, d.h. es liegt eine Transposition der großen Arterien (TGA) vor. Die Lage der großen Gefäße ist dabei nicht an eine bestimmte Vorhofmorphologie oder Atrioventrikularverbindung gebunden.

Bei einem Double-outlet-Typ sind mehr als die Hälfte beider Arterienklappen mit demselben Ventrikel verbunden. Bei einem Single outlet verlässt nur ein Arterienstamm die Ventrikel, beim Common outlet liegt nur ein primitiver Gefäßstamm vor, der aus aortalen und pulmonalen Anteilen besteht.

2.5 Nomenklatur

In der Kurzschreibweise nach Van Praagh [144] wird die Morphologie mit 3 Buchstaben bezeichnet. Sie beziehen sich auf die venoatriale Verbindung, das ventrikuläre Looping und die ventrikuloaortale Verbindung, wobei die folgenden Abkürzungen benutzt werden:

1. Buchstabe: venoatriale Verbindung
   „S": Situs solitus
   „I": Situs inversus
   „A": Situs ambiguus

2. Buchstabe: ventrikuläres Looping
   „D": D-Loop
   „L": L-Loop
   „X": nicht erkennbar

Abb. 1 a–d. Nomenklatur der Morphologie: **a** normales Herz (S, D, S), **b** Situs inversus (I, L, I), **c** einfache Transposition der großen Arterien (S, D, D), **d** korrigierte Transposition der großen Arterien (S, L, L)

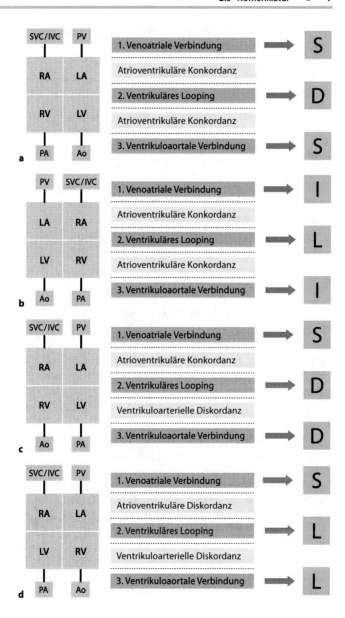

(Die atrioventrikuläre Verbindung, d.h. Konkordanz/Diskordanz, ergibt sich aus dem 1. und 2. Buchstaben)

3. Buchstabe: ventrikuloaortale Verbindung bzw. Position der Aorta in Relation zur Lage der Pulmonalarterie (PA)

„S": konkordante ventrikuloaortale Verbindung mit der Aorta rechtsseitig der Pulmonalarterie (Situs solitus)

„I": konkordante ventrikuloaortale Verbindung mit der Aorta linksseitig der Pulmonalarterie (Situs inversus)

„D": diskordante ventrikuloaortale Verbindung mit der Aorta rechtsseitig der Pulmonalarterie (klassische Transposition der großen Arterien = D-TGA)

„L": diskordante ventrikuloaortale Verbindung mit der Aorta linksseitig der Pulmonalarterie (L-TGA, rechter Ventrikel liegt links)

„A": Aorta direkt anterior zur Pulmonalarterie

Stanger et al. [129] führten die Bezeichnungen „D-normal" (normale Stellung im Situs solitus) und „L-normal" (normale Stellung im Situs inversus) ein, d.h. die Solituskonfiguration entspricht der normalen Stellung der großen Arterien untereinander und zu den Ventrikeln. Allerdings muss „D-normal" nicht immer gleich „D" sein, da in der „D-normal"-Stellung die Aorta nicht immer rechts, sondern auch relativ links zur Pulmonalarterie liegen kann.

Entsprechend wird das normale Herz als (S, D, S) bezeichnet, eine einfache TGA als (S, D, D), eine kongenital korrigierte TGA als (S, L, L) (Abb. 1).

Beim Criss-crossing-Herz verlaufen die atrioventrikulären Einflusstrakte infolge einer Rotationsanomalie der Ventrikel nicht parallel, sondern überkreuzen sich. Die AV-Konnektionen können dabei konkordant oder diskordant sein. Die Ventrikel liegen zumeist übereinander, d.h. das Septum ist horizontal ausgerichtet. Fast immer findet sich ein Ventrikelseptumdefekt, meist liegen noch weitere Anomalien vor [2, 83].

KAPITEL 3

**Vorhofseptumdefekt/
interatriale Kommunikation**

Der Vorhofseptumdefekt (ASD, atrial septal defect) macht etwa
5–10% aller angeborenen Herzfehler aus. Die erste Zeichnung
stammt von Leonardo Da Vinci, die erste korrekte Beschreibung wurde 1875 durch von Rokitansky erstellt [123]. Da der
Vorhofseptumdefekt vom Sekundumtyp (s. unten), abgesehen
vom offenen Foramen ovale, das einfachste intrakardiale kongenitale Vitium des Herzens ist, war er die erste Fehlbildung,
die chirurgisch angegangen wurde. Der erste erfolgreiche ASD-
Verschluss erfolgte 1952 durch Gross et al. [60] mit Hilfe des
Brunnenprinzips, in hypothermer Inflow-Okklusion 1953 durch
Lewis u. Taufic [85] und mit Hilfe der Herz-Lungen-Maschine
1954 durch Gibbon [54].

Mittlerweile werden pro Jahr in Deutschland etwa 550 Kinder und 750 Erwachsene an einem isolierten ASD operiert, weitere ASD werden bei Operationen an komplexeren Vitien verschlossen. Die meisten Eingriffe erfolgen konventionell über eine Sternotomie, jedoch werden zunehmend minimalinvasive
Techniken und Katheterinterventionen angewandt.

3.1 Anatomie/Pathologie/Pathophysiologie

Das Vorhofseptum geht aus drei embryologischen Strukturen
hervor. Das Septum secundum entsteht als dicke muskuläre
Einstülpung mit einem gut ausgebildeten Randsaum aus dem
embryonalen Vorhofdach, d. h. es enthält auch Fettgewebe und
ist somit eigentlich kein richtiges Septum. Außerhalb des Her-

zens entwickelt sich durch diese Einstülpung die interatriale Grube, auch Waterston-Furche genannt. Das dünne und mobile Septum primum wächst von unten hoch und überlappt linksseitig das Septum secundum. Sind beide Septen intakt, aber postnatal nicht miteinander verschmolzen, spricht man vom offenen Foramen ovale, über welches beim Fetus das von der Plazenta bzw. V. cava inferior kommende O_2-reiche Blut in den linken Vorhof gelangt. Der dritte Anteil entsteht wahrscheinlich aus dem Endokardkissen, wie auch die AV-Klappen, und bildet den unmittelbar an die AV-Klappe grenzenden Anteil.

Zu den Vorhofseptumdefekten zählen klassischerweise 4 Krankheitsbilder:

▌ Septum-secundum-Defekt
Er ist von den aufgezählten Vitien der einzige wirkliche Septumdefekt, er findet sich in >80% der Fälle. In der Regel ist das Septum primum unvollständig angelegt!

▌ Sinus-venosus-Defekt
Er liegt in 5–10% der Fälle vor und entsteht entlang des dorsalen Aspekts des rechten Vorhofs von der Mündung der oberen bis zur unteren Hohlvene (rechtes Horn des embryologischen Sinus venosus), zumeist direkt im Bereich einer Hohlvenenmündung. Es handelt sich somit um keinen Septumdefekt, sondern um eine interatriale Kommunikation. Am häufigsten liegt sie am oberen kavoatrialen Übergang, wobei in >90% der Fälle eine Fehlmündung, d.h. ein Überreiten der rechten Lungenvenen, v.a. des Ober- und Mittellappens, assoziiert ist. Abgesehen von den anderen Mündungslokalisationen ist aber auch eine isolierte Lungenvenenfehlmündung ohne Septumdefekt möglich (s. Abschnitt 4.1).

▌ Koronarsinusseptumdefekt
Diese Fehlentwicklung des linken Horns des embryologischen Sinus venosus ist ebenfalls kein wirklicher Septumdefekt, sondern eine sehr seltene Form einer interatrialen Kommunikation, da kein Septumgewebe fehlt. Eine Fenestrierung des Koronarsinus mit dem linken Vorhof kann überall, bis hin zu seiner Mündung bzw. der Thebesi-Klappe, entstehen. Über sie gelangt das venöse Blut der Koronarien in den linken Vorhof

und arterielles Blut von dort durch den Defekt über die Koronarsinusmündung nach rechts. Bei einem vollständigen Fehlen des Koronarsinusdachs im Bereich des linken Vorhofs spricht man von einem Unroofed coronary sinus. Häufig ist diese Anomalie mit einer persistierenden linken oberen Hohlvene assoziiert, welche an der Basis des linken Herzohrs ansetzt. Eine V. anonyma fehlt dabei in etwa 90% der Fälle.

▌ Septum-primum-Defekt
Der Anteil des Vorhofseptums, der unmittelbar an die AV-Klappen grenzt, ist nicht ausgebildet. Häufig ist dies mit einem Cleft in der linksseitigen AV-Klappe assoziiert. Es kann sich um einen sehr kleinen Defekt oder um ein vollständiges Fehlen sämtlicher Septumstrukturen handeln.

Dieser Defekt wird auch partieller atrioventrikulärer Septumdefekt genannt (s. Abschnitt 6.1).

3.2 Operationsindikation

Die Diagnose eines ASD wird oft als Zufallsbefund bei einem Herzgeräusch oder nach paradoxer Embolie mittels Ultraschall erhoben. Die Indikation zum operativen Verschluss ergibt sich beim Vorliegen einer Herzinsuffizienz-Symptomatik mit echokardiographisch dilatiertem rechten Vorhof und Ventrikel. Selten wird heute ein Herzkatheter durchgeführt. Die Op-Indikation ergibt sich aus einem atrialen O_2-Sättigungssprung $> 5\%$ und einem QP/QS $> 1,3–1,5$ unabhängig vom klinischen Befund. Eine Eisenmenger-Reaktion und ein hoher pulmonalarterieller Widerstand (10 WU/m^2), welche im Kindesalter beide extrem selten sind, stellen eine Kontraindikation dar.

In der Neonatal- und Kleinkinderzeit ist der Shunt über den Septumdefekt zumeist klein, und die Kinder sind asymptomatisch, da beide Herzkammern zunächst weitgehend identische Wanddicken aufweisen und der pulmonalvaskuläre Widerstand ungefähr dem systemischen Widerstand entspricht. Da aber ein Spontanverschluss im Vergleich zu den Ventrikelseptumdefekten eher selten ist (Inzidenz unklar) und nur bei sehr kleinen Defekten (< 6 mm) innerhalb des ersten Lebensjahrs auftritt, sollten die Kinder vor dem Kindergartenalter operiert werden, da sie sich an diese Zeit später nicht mehr erinnern können; ansonsten vor der Einschulung.

In etwa 5–10% der Fälle zeigen sich jedoch schon sehr früh Gedeihstörungen bis hin zur Herzinsuffizienz, die eine frühzeitige Intervention erforderlich machen (Operation im ersten Lebensjahr: ASD I 21%, ASD II 10%, Sinus-venosus-Defekt 4%). Für sie gibt es, ebenso wie für die extrem seltene frühe pulmonale Hypertonie, keine hinreichende Erklärung, sofern keine Restriktion der Mitralklappe vorliegt. Als mögliche Ursachen werden ein vollständiges Fehlen des Septum primum und eine linksseitige Hypoplasie diskutiert.

3.3 Operationsverfahren

3.3.1 Septum-secundum-Defekt

Bei Kindern kann der Eingriff über eine totale oder partielle Sternotomie, einen subxiphoidalen Zugang oder eine kleine rechtsseitige postero-laterale Thorakotomie erfolgen. Der Anschluss der extrakorporalen Zirkulation erfolgt wie beim konventionellen Vorgehen über die Aorta und die beiden Hohlvenen. Nach Institution der extrakorporalen Zirkulation und Übergang auf totalen Bypass durch Okklusion beider Hohlvenendrosseln kann der Septumverschluss im Kammerflimmern oder im kardioplegischen Herzstillstand erfolgen. Wird Kammerflimmern verwendet, sollte das Flimmerkabel am Ventrikel belassen werden, da bei spontaner Konversion in einen Sinusrhythmus eine Luftembolie droht. Außerdem stört dabei das aus dem Koronarsinus sickernde Blut die Übersicht. Der kardioplegische Herzstillstand ist dagegen sicher und bietet einen übersichtlichen Situs, weswegen er überwiegend favorisiert wird.

Als Zugang dient eine kleine schräge rechtsseitige Atriotomie ventral der Crista terminalis. Nach Identifizierung der Strukturen bzw. der Defektränder erfolgt der Verschluss, wobei die

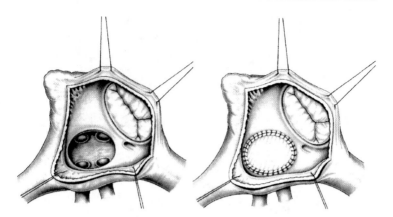

Abb. 2. Verschluss eines großen Vorhofseptumdefekts vom Sekundumtyp mit einem Flicken

Operationstechnik von der Morphologie des Defekts abhängt. Bei längsovalen und kribriformen Defekten, die in den meisten Fällen vorliegen, ist eine fortlaufende Direktnaht möglich. Wichtig ist, dass beim Verschluss keine nennenswerte Spannung auftritt, ansonsten ist die Implantation eines autologen Perikardflickens notwendig. Ein sorgfältiges Entlüften des linken Vorhofs verhindert Luftembolien. Abschließend wird der rechte Vorhof wieder verschlossen, eine normale Herzfunktion wiederhergestellt und die extrakorporale Zirkulation beendet (Abb. 2).

3.3.2 Sinus-venosus-Defekt

Nach Sternotomie wird zunächst ein Perikardstück entnommen. Der Anschluss der Herz-Lungen-Maschine erfolgt über eine bikavale Kanülierung, wobei die obere venöse Kanüle bei hoch liegenden Defekten weit kranial in der V. cava superior oder in der V. anonyma platziert wird. Nach Okklusion der Hohlvenendrosseln und einem Zugang über eine streng rechtslaterale kavoatriale Inzision kann der Defekt in den meisten Fällen einfach mit einem frischen autologen Perikardflicken und mit ei-

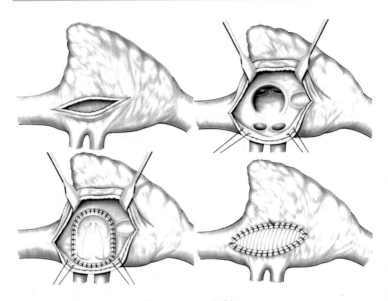

Abb. 3. Verschluss eines oberen Sinus-venosus-Defekts

ner fortlaufenden Naht verschlossen werden, sodass das pulmonalvenöse Blut unter dem Flicken durch den Septumdefekt nach
links geleitet wird. Die pulmonalvenöse Dränage darf hierbei
nicht kompromittiert werden. Ist der Defekt klein und möglicherweise restriktiv für die Lungenvenendränage, müssen die
Mündung der Lungenvene bzw. der Septumdefekt zunächst erweitert werden, am besten durch eine radiäre Inzision anteroin-
ferior. Die rechtsseitige Atriotomie wird nur dann mit einem
Perikardflicken verschlossen, wenn eine Stenosierung im De-
fektbereich, d. h. der Mündung der Hohlvene, zu befürchten ist
(Abb. 3). Alternativ kann bei hoch liegenden Sinus-venosus-De-
fekten eine z-förmige Atriotomie am kavoatrialen Übergang angelegt werden und beim Verschluss eine Verschiebeplastik erfolgen, welche ebenfalls einer Stenosierung im Mündungsbereich
der oberen Hohlvene vorbeugt.

Münden die oberen Lungenvenen oberhalb des rechten Atri-
ums in die V. cava superior, erfolgt als Zugang eine posterolate-

rale Längsinzision der oberen Hohlvene bis in den rechten Vorhof hinein, ohne den Sinusknoten zu verletzen. Der Defektverschluss wird wieder mit einem Perikardflicken ausgeführt und die oberen Hohlvenen in gleicher Weise erweitert. Für tief liegende Defekte gilt Entsprechendes.

Eine weitere Möglichkeit, bei sehr hoch fehlmündenden oberen Lungenvenen, ist die Warden-Operation [152], wobei die obere Hohlvene oberhalb der Lungenvenenmündungsstelle durchtrennt und herznah übernäht wird. Intraatrial erfolgt wie zuvor eine Flickenplastik zur Dränage des Lungenvenenbluts über den Septumdefekt. Die abgesetzte obere Hohlvene wird anschließend kranial in den rechten Vorhof reinseriert.

3.3.3 Koronarsinusseptumdefekt

Zum Verschluss eines Koronarsinusseptumdefekts wird eine extrakorporale Zirkulation mit bikavaler Kanülierung verwandt. Existiert eine linke obere Hohlvene und fehlt die V. anonyma, wird von manchen Chirurgen eine 3. venöse Kanüle eingesetzt. Alternativ können bei kleinen Kindern eine moderate Hypothermie (25 °C) initiiert und die linke obere Hohlvene temporär okkludiert werden.

Fehlt lediglich das Dach der Koronarsinus im Bereich des linken Vorhofs (Unroofed coronary sinus), wird das Ostium des Koronarsinus mit einem Flicken verschlossen. Hierbei muss sicher sein, dass der Koronarsinus unbehindert in den linken Vorhof dränieren kann. Andernfalls muss die linksatriale Mündung zuvor erweitert werden. Besteht neben dem Unroofed coronary sinus auch eine persistierende linke obere Hohlvene, können Letztere einfach ligiert und das Koronarsinusostium wiederum mit einem Flicken verschlossen werden. Fehlt jedoch zusätzlich die Anlage einer V. anonyma, ist die Rekonstruktion wesentlich komplexer. Das Vorhofseptum wird so weit wie möglich exzidiert und ein großer Perikardflicken mit einer fortlaufenden Naht so eingenäht, dass alle Lungenvenen unter dem Flicken (Neoseptum) in das Mitralostium dränieren. Die persistierende obere Hohlvene, die direkt oberhalb der linken oberen

Lungenvene mündet, verbleibt oberhalb des Flickens. Alternativ können, insbesondere bei größeren Kindern und Erwachsenen, ein Tunnel von der Mündung der linken oberen Hohlvene zum rechten Vorhof aus autologem Perikard konstruiert und das Koronarsinusostium verschlossen werden. Eine weitere Möglichkeit ist das so genannte Roofing [117], d. h. der Koronarsinus erhält ein neues Dach, entweder durch eine fortlaufende Direktnaht oder durch Einnähen eines Perikardflickens.

3.4 Intraoperative Probleme/Komplikationen

Die Komplikationsrate beim Verschluss eines Septumdefekts vom Sekundumtyp ist extrem niedrig. Selten zeigen sich nach ungenügender Entlüftung neurologische Symptome infolge einer Luftembolie. Durch Nahtausriss bedingte Rezidive sind bei adäquater chirurgischer Technik rar. Ist das Septum primum bei einem Septum-secundum-Defekt nicht angelegt, d. h. reicht der Defekt bis an die Wand der unteren Hohlvene, kann die Eustachi-Klappe der unteren Hohlvene fälschlicherweise als Unterrand des Defekts angesehen werden. Danach würde die untere Hohlvene in den linken Vorhof münden.

Können die anatomischen Strukturen beim Sinus-venosus-Defekt nicht eindeutig zugeordnet bzw. eine Pulmonalvene nicht sicher von der V. azygos unterschieden werden, ist es hilfreich, die rechte Pleura zu eröffnen. Stenosierungen sind beim anschließenden Verschluss selten, sofern adäquate Perikardflicken für den Defekt und den rechten Vorhof im Mündungsbereich der Hohlvenen verwendet werden. Eine traumatische Verletzung des Sinusknotens kann durch eine korrekte Schnittführung vermieden werden. Die zuführende Sinusknotenarterie ist bei Eröffnung des kavoatrialen Überganges in Gefahr.

Beim Unroofed coronary sinus kann das Neoseptum obstruierend wirken und auch undicht sein, beide Komplikationen sind jedoch selten. Bei einem fenestrierten Koronarsinus muss eine Restriktion des Flusses ausgeschlossen werden.

3.5 Ergebnisse

Aufgrund der niedrigen Komplikationsraten sind die Ergebnisse sehr gut. Die Letalität für den ASD II liegt bei Säuglingen und Erwachsenen < 1%, sie ist nur bei symptomatischen Säuglingen höher. Allerdings treten Vorhof- und Knotenarrhythmien in 7–20% der Fälle auf. Rezidivshunts sind extrem selten, typische Spätkomplikationen gibt es nicht. Im Langzeitverlauf weisen die Patienten eine normale Lebenserwartung auf. Minimalinvasive Verfahren bedeuten in geübten Händen kein höheres Risiko, sind jedoch technisch deutlich anspruchsvoller.

Für den Unroofed coronary sinus liegen kaum Zahlen vor, da größere Patientenkollektive fehlen und meistens zusätzliche Fehlbildungen vorliegen. Bei isolierten Defekten ist das Risiko jedoch in der Regel niedrig, und das Langzeitergebnis ist gut.

KAPITEL 4

**Lungenvenenfehlmündung
und Cor triatriatum**

Lungenvenenfehlmündungen sind selten, sie umfassen nur etwa 1% aller angeborenen Herzfehler. Die totale Lungenvenenfehlmündung (TAPVC: total anomalous pulmonary venous connection) wurde bereits 1798 durch Wilson [154] beschrieben, 1951 durch Muller [101] über eine Anastomosierung des Lungenvenenhauptstamms mit dem linken Herzohr chirurgisch palliiert und 1956 durch Lewis et al. [86] in Hypothermie und Inflow-Okklusion korrigiert. Mit Hilfe der extrakorporalen Zirkulation behoben Cooley u. Ochsner [32] 1957 eine suprakardiale und Sloan et al. [127] 1961 eine infrakardiale Fehlmündung.

Das Cor triatriatum wurde erstmals 1868 durch Church [27] beschrieben und erhielt 1905 durch Borst [17] seinen Namen. Es ist noch seltener und findet sich bei < 0,1% aller Kinder mit kongenitalen Vitien. Die erste chirurgische Korrektur wird Vineberg u. Gialloreto [149] zugeschrieben.

4.1 Anatomie/Pathologie/Pathophysiologie

Bei den Lungenvenenfehlmündungen unterscheidet man totale und partielle Formen (hemianomal bezeichnet den Befall nur eines Lungenflügels). Unabhängig vom Ausmaß der Anomalie werden 3 Formen in Abhängigkeit vom Ort der Mündung differenziert [9, 41]:

▌ Bei der suprakardialen Form vereinigen sich die Lungenvenen hinter dem linken Vorhof und münden zumeist über eine linksseitige vertikale Konfluenzvene in die linke V. brachiocephalica (oder linke V. cava superior), seltener, und ggf. über eine zusätzliche rechte Vertikalvene, in die rechte V. cava superior oder die V. azygos.

❚ Bei der kardialen Form münden die Lungenvenen einzeln oder über einen Sinus direkt in den rechten Vorhof oder in den Sinus coronarius.

❚ Bei der infrakardialen Form vereinigen sich die Lungenvenen ebenfalls hinter dem Herzen zu einer vertikalen Konfluenzvene, die vor dem Ösophagus liegend durch das Zwerchfell die V. portae oder ihre Äste, den Ductus venosus oder die V. cava inferior oder ihre Äste erreicht.

Unter den kompletten bilateralen Lungenvenenfehlmündungen ist der suprakardiale Typ am häufigsten (ca. 50%), der infrakardiale Typ vermutlich am seltensten (ca. 20%). In etwa 3% der Fälle finden sich gemischte Lungenvenenfehlmündungen. Eine Obstruktion der Lungenvenen kann bei allen Varianten bestehen, findet sich jedoch zumeist bei den infrakardialen Formen.

Als Besonderheit ist das Scimitar-Syndrom [34, 105] zu erwähnen, bei dem eine Fehlmündung der rechten Lungenvenen mit einer Dextrokardie und einer rechtsseitigen Lungenhypoplasie assoziiert ist, wobei die Lunge in der Regel von einem Ast der Aorta descendens (mit-)versorgt wird. Die (abnormale) arteriovenöse Kommunikation zwischen einer Systemarterie und den Lungenvenen betrifft meist nur eines oder mehrere Segmente des rechten Lungenunterlappens, die Hypoplasie und Lungenvenenfehlmündung dagegen nicht selten die ganze Lunge. Die fehlmündende Lungenvene verläuft parallel zum rechten Vorhof durch das Zwerchfell zur unteren Hohlvene, nur selten mündet sie in den rechten Vorhof. In 24–40% finden sich zusätzliche Herzfehler, manchmal auch Fehlbildungen anderer Organe, z. B. eine Hufeisenlunge.

Bei der kompletten Lungenvenenfehlmündung ist ein Überleben der zyanotischen Kinder nur bei Vorhandensein eines intrakardialen Rechts-links-Shunts möglich, der üblicherweise durch ein offenes Foramen ovale gewährleistet wird. Der klinische Verlauf wird dabei in erster Linie durch das Ausmaß der pulmonalvenösen Obstruktion bestimmt, die zu einer pulmonalarteriellen und rechtsventrikulären Hypertonie sowie einem respiratorischen Versagen innerhalb weniger Stunden nach der Geburt führen kann. Häufig sind die Kinder zunächst asymptomatisch und verschlechtern sich akut infolge pulmonaler hypertensiver Krisen. Partielle Lungenvenenfehlmündungen können dagegen lange Zeit asymptomatisch bleiben, ehe es infolge eines pulmonalarteriellen Druckanstiegs zu einer Dekompensation kommt.

Beim klassischen Cor triatriatum münden die Lungenvenen in einen proximalen linken Vorhofraum, der eine relativ dicke Wand besitzt, da er höheren Drücken ausgesetzt ist. Durch eine dicke, fibromuskuläre Membran mit einer oder mehreren Öffnungen ist der proximale Vorhofraum vom dünnwandigen eigentlichen linken Vorhof getrennt, der die Mitralklappe und das Herzohr trägt. Die Fossa ovalis liegt meistens zwischen dem proximalen linken Vorhofraum und dem rechten Vorhof, manchmal aber auch im eigentlichen linken Vorhof. Alternativ kann der proximale Vorhofraum in den rechten Vorhof oder über abnorme Venen in die V. anonyma oder die V. portae münden. Typische Begleitvitien des Cor triatriatum sind eine partielle Lungenvenenfehlmündung, eine persistierende linke obere Hohlvene mit einem Unroofed coronary sinus, ein Ventrikelseptumdefekt, ein AV-Kanal, eine Fallot-Tetralogie und eine Isthmusstenose.

4.2 Operationsindikation

Bei einer totalen Lungenvenenfehlmündung ist eine Operationsindikation stets gegeben, bei den partiellen Formen wird das operative Vorgehen kontrovers diskutiert: einerseits wird die Indikation erst bei einem Qp/Qs > 1,5–2 gesehen, während andererseits bei Dilatation von rechtem Vorhof und Ventrikel stets ein operatives Vorgehen angestrebt wird.

Liegt keine Obstruktion vor, erfolgt die operative Korrektur elektiv im Kleinkindesalter, bevor sich Sekundärschäden entwickeln. Hochgradige obstruktive Formen müssen unmittelbar versorgt werden, da keine medikamentös palliativen Maßnahmen bei den zumeist stark hypoxischen Kindern (Lungenödem, schlechte myokardiale Pumpfunktion), abgesehen von einer Intubation mit PEEP-Beatmung, möglich sind. Da auch über das offene Foramen ovale normalerweise kein Gradient besteht, ist eine interventionelle Septostomie nicht sinnvoll. Solch hochgradige Obstruktionen der Lungenvenen stellen eine der wenigen Indikationen zu einer notfallmäßigen chirurgischen Therapie in der Kinderherzchirurgie dar.

Beim Cor triatriatum hängt die Prognose von der Größe der Öffnung in der Vorhofmembran ab. Bei einer kleinen Öffnung erkranken die Kinder innerhalb der ersten Monate und sterben ohne chirurgische Therapie früh. Bei relativ großen Öffnungen in der Vorhofmembran treten Symptome erst im späten Kindes- oder Jugendalter auf, die Prognose entspricht dann der einer Mitralstenose. Da etwa 75% der Kinder aufgrund einer restriktiven Öffnung in der Vorhofmembran im Kindesalter sterben, wird in der Regel eine dringliche Indikation noch vor dem ersten Lebensjahr gestellt. Auch bei älteren symptomatischen Patienten ist die Operationsindikation stets dringlich, selbst wenn die Prognose aufgrund eines Vorhofseptumdefekts im proximalen Vorhofabschnitt besser eingeschätzt wird.

4.3 Operationsverfahren

4.3.1 Suprakardiale Lungenvenenfehlmündung

Nach medianer Sternotomie wird ein Perikardflicken gewonnen und in 0,6%igem Glutaraldehyd für 20 min fixiert, was durch eine Vernetzung der Kollagenfasern zu einer höheren Festigkeit des Perikardflickens führt. Aorta und rechter Vorhof werden in Standardtechnik kanüliert. Nach Beginn der extrakorporalen Zirkulation wird falls vorhanden der Ductus arteriosus dargestellt und verschlossen.

Die beste Exposition der pulmonalvenösen Konfluenzvene (aszendierende Vertikalvene) hat man im hypothermen Kreislaufstillstand nach Entfernen der venösen Kanüle. Das Gefäß wird kranial ligiert und längs inzidiert. Der rechte Vorhof wird quer über das Foramen ovale hinweg eröffnet, linksatrial wird der Schnitt bis an die Basis des linken Herzohrs geführt. Danach wird die inzidierte Konfluenzvene spannungsfrei in den eröffneten linken Vorhof eingenäht. Der posteriore Teil des rechten Vorhofs und das Foramen ovale werden mit Hilfe des Perikardflickens verschlossen, da bei einer Direktnaht die Gefahr einer Einengung der Anastomose(n) besteht. Nach Wiedereinsetzen der venösen Kanüle können die extrakorporale Zirkulation wieder begonnen, der Patient aufgewärmt und nachfolgend der Eingriff beendet werden.

4.3.2 Kardiale Lungenvenenfehlmündung

Münden die Lungenvenen in den Koronarsinus, muss präoperativ geklärt werden, ob im Mündungsbereich eine Obstruktion bzw. eine Stenose vorliegen. Ist dies nicht der Fall, genügt ein so genanntes Unroofing. Hierzu werden das Gewebe zwischen Foramen ovale und Koronarsinusmündung durchtrennt und die Inzision im Dach des Koronarsinus über die Rückwand des Herzens ausgedehnt. Der entstehende Vorhofseptumdefekt wird mit einem Perikardflicken verschlossen.

Alternativ kann eine Fenestration procedure durchgeführt werden, welche eine geringere Gefahr postoperativer Bradyarrhythmien aufweist. Hierbei werden der Koronarsinus in Richtung des linken Vorhofs entdacht und die Mündung des Koronarsinus im rechten Vorhof verschlossen [147].

Liegt eine Fehlmündung der Lungenvenen in den rechten Vorhof vor, können diese über einen Perikardflicken in den linken Vorhof geleitet werden (s. Abschnitt 3.3).

4.3.3 Infrakardiale Lungenvenenfehlmündung

Das Vorgehen ist prinzipiell identisch dem bei der suprakardialen Form. Während des Abkühlens wird die Vertikalvene an ihrem diaphragmalen Durchtritt abgesetzt und bis zur Mündung der oberen Pulmonalvenen längs inzidiert. Nach Induktion eines Kreislaufstillstands wird die venöse Kanüle entfernt und vom rechten Herzohr durch das Foramen ovale bis in den linken Vorhof quer indiziert. An der Rückwand des linken Vorhofs wird die Inzision nach inferior und parallel dem Verlauf der Vertikalvene geführt, sodass eine Anastomose mit Letzterer ohne Luxation des Herzens (Kinking-Gefahr) möglich ist. Der posteriore Teil des rechten Vorhofs und das Foramen ovale werden mit Hilfe des Perikardflickens verschlossen, um eine Einengung der Anastomose(n) zu vermeiden. Nach Wiedereinsetzen der venösen Kanüle wird erneut extrakorporal zirkuliert, der Eingriff wird beendet.

4.3.4 Cor triatriatum

Die Operation erfolgt mit Hilfe der extrakorporalen Zirkulation mit separater Kanülierung der Hohlvenen und im kardioplegischen Herzstillstand. Liegen keine Begleitanomalien vor und ist der proximale Anteil des linken Vorhofs stark vergrößert, eignet sich ein direkter Zugang von der rechten Seite. Ist der proximale linke Vorhof nicht vergrößert, dafür der rechte Vorhof aufgrund eines Links-rechts-Shunts erweitert, ist ein transatrialer Zugang über den rechten Vorhof zu bevorzugen. Die Vorhofinzision kann ähnlich wie bei der transseptalen Mitralchirurgie geführt werden, alternativ kann man auch im Bereich der rechten oberen Lungenvene beginnen. Nach Identifizierung der Ostien der Lungenvenen wird die Membran identifiziert und so weit möglich exzidiert. *Cave:* Mitralklappenanulus.

4.4 Intraoperative Probleme/Komplikationen

Ein großes Problem sind pulmonalarterielle hypertone Krisen, besonders bei der infrakardialen Form. Bei diesen Fällen ist daher ein pulmonalarterieller Katheter wichtig. Ansonsten ist ein linksatrialer Messkatheter sehr hilfreich, der aber nicht über die kleinen Pulmonalvenen, sondern besser über das linke

Herzohr eingeführt werden sollte. Nicht selten liegt der pulmonalarterielle Druck nach Beendigung der extrakorporalen Zirkulation für 10–15 min bei systemischen Werten. In dieser Situation müssen das Kind voll oxygeniert und der pCO_2 bei einem pH von 7,40–7,45 mindestens auf 30 mmHg gesenkt werden, wodurch der pulmonalarterielle Druck auf weniger als 2/3-Systemdruck abfällt. Hierbei sind eine Beatmung mit NO und ein TEE-Monitoring besonders hilfreich. Ist dies nicht der Fall, ist eine Anastomosenstenose zu vermuten und es muss operativ revidiert werden. Bei der suprakardialen Form sind postoperative pulmonalhypertensive Krisen selten, da der pulmonalarterielle Druck bei elektiven Eingriffen präoperativ zumeist nur gering erhöht ist.

4.5 Ergebnisse

Kinder mit einer hochgradigen pulmonalvenösen Obstruktion befinden sich in der Regel in einem sehr kritischen Zustand mit einem Low-output-Syndrom und einer Beatmungspflicht und müssen einem Notfalleingriff unterzogen werden. Die anfänglich hohe Letalität (etwa 50%) hat sich im Lauf der Jahre stetig gebessert. Mittlerweile liegt die Frühsterblichkeitsrate < 10%, wobei das Risiko für die suprakardiale Form am geringsten zu sein scheint (7%). Ohne Obstruktion, insbesondere bei der kardialen Form, wird die perioperative Letalität teilweise sogar mit etwa 2% angegeben.

Trotz initial gutem Verlauf entwickeln allerdings 5–10% der Kinder oft schon innerhalb von 3–6 Monaten pulmonalvenöse Obstruktionen. Diese Stenosen entstehen meist als Folge einer Intimahyperplasie in der Konfluenzvene, d.h. nicht an der Anastomosenstelle. Das Problem liegt darin, dass diese Stenosen nicht zu dilatieren und chirurgisch schlecht angehbar sind. Versuche, diese Gefäße mit einem Perikardflicken zu erweitern, sind bislang wenig erfolgreich. Die Prognose bei solchen sekundären pulmonalvenösen Stenosen ist daher schlecht. Anastomosenbedingte Stenosen können dagegen in der Regel korrigiert werden und weisen dann eine bessere Prognose auf. Am Erfolg versprechendsten bei rechtsseitigen Lungenvenenobstruktionen ist derzeit die Sutureless-anastomosis-Technik, bei der die stenosierenden linksatrialen Mündungen inzidiert oder reseziert werden. Anschließend wird ein vaskularisierter Perikardflicken auf den weit eröffneten Zugang zum linken Vorhof genäht, sodass die Lungenvenen auch ohne Anastomosierung über den geschaffenen parakardialen Raum in den linken Vorhof dränieren können [79]. Das Risiko der Reoperationen liegt im Mittel bei etwa 27%, wobei singuläre Stenosen gute Ergebnisse aufweisen und eine bilaterale pulmonalvenöse Obstruktion als besonders ungünstig angesehen wird. Bei einem komplikationslosen frühpostoperativen Verlauf sind Spätkomplikationen selten und die Langzeitprognose ist gut.

Im Langzeitverlauf spielen insbesondere atriale, aber auch ventrikuläre Rhythmusstörungen eine Rolle, die bei etwa der Hälfte der Patienten auftreten können. Als Ursache werden operationsbedingte Schädigungen des Reizleitungssystems angesehen.

Beim klassischen Cor triatriatum ist das Operationsrisiko gering. Todesfälle ereignen sich zumeist bei komplexen Vitien bzw. Begleitanomalien. Eine adäquate Operation führt (danach) zu einer uneingeschränkten Lebenserwartung, insbesondere bei einer frühzeitigen Operation. Bei einer „suboptimalen" Resektion der Membran kann sich eine Restenose entwickeln.

KAPITEL 5

Ventrikelseptumdefekt

Ventrikelseptumdefekte (VSD) sind die häufigsten angeborenen Herzfehler (20–25%) und wurden 1847 erstmals von Dalrymple [38] beschrieben. Sie kommen isoliert (90%) und im Rahmen kombinierter Fehlbildungen vor (10%). Als Palliationsmaßnahme wurde von Muller u. Dammann [102] 1952 das Banding der Pulmonalarterie eingeführt, das den Shunt vermindern und irreversible pulmonale Gefäßveränderungen verhindern soll. Verschlossen wurde ein VSD erstmals 1954 durch Lillehei et al. [90] mit Hilfe der Cross circulation. Mit der Herz-Lungen-Maschine gelang dies Kirklin et al. [75] 1 Jahr später (1955). Der heute überwiegend genutzte transatriale Zugang wurde erst 1958 von Stirling et al. [134] eingeführt.

In Deutschland werden derzeit etwa 600 isolierte kongenitale VSD verschlossen. Die Hälfte der Patienten ist < 1 Jahr alt, nur 10% sind 18 Jahre oder älter.

5.1 Anatomie/Pathologie/Pathophysiologie

Das ventrikuläre Septum besteht aus einer Pars membranacea und einer Pars muscularis. Der membranöse Teil gehört zum Herzskelett und entsteht dadurch, dass die Trikuspidalklappe weiter herzspitzenwärts liegt als die Mitralklappe. Von rechts betrachtet wird er durch den Trikuspidalklappenanulus in einen atrioventrikulären (zwischen rechtem Vorhof und linkem Ventrikel) und einen interventrikulären (zwischen rechtem und linkem Ventrikel) Abschnitt unterteilt und liegt im Bereich der anteroseptalen Kommissur der Trikuspidalklappe bzw. am oberen Ende des Koch-Dreiecks. Bei linksseitiger Betrachtung ist er zwischen rechts- und nichtkoronarem Segel der Aortenklappe (oben) und dem muskulären Septum (unten) neben dem Ansatz der Mitralklappe (nicht- und linkskoronar) lokalisiert. Das muskuläre Septum wird bei rechtsseitiger Betrachtung in einen Ein- und Ausfluss- sowie einen trabekulären Bereich unterteilt. Der Einflussbereich besteht aus dem muskulären Teil des atrioventrikulären Septums, zu dem auch der entsprechende Abschnitt des membranösen Septums gehört, und trägt die Trikuspidalklappe. Der rechtsventrikuläre Ausflussbereich, auch Infundibulum oder Konus genannt, wird basal durch die ventrikuloinfundibuläre Falte vom Einflussbereich getrennt und trägt die Pulmonalklappe. Korrekterweise sollte man aber das infundibuläre Septum nicht als Septum bezeichnen, da der Ausflusstrakt höher als die Aortenklappenebene liegt und seine septale Wand, z. B. bei der Autograftentnahme im Rahmen einer Ross-Operation, als eigene Schicht präpariert werden kann. Auffälligste Struktur an der rechtsventrikulären Septumfläche ist die Trabecula septomarginalis, die als mächtiger Muskelwulst imponiert. Sie teilt sich in das Richtung Pulmonalklappe verlaufende Septalband (proximales Konusseptum), das sich in einen anterioren und einen posterioren Schenkel verzweigt (dazwischen liegt das kleine wirkliche Septum), und gibt apikalwärts im trabekulären Septum das Moderatorband ab, welches als freier Muskelstrang zur Lateralwand zieht und als Insertion für die beiden Papillarmuskeln dient. Linksseitig besteht kein muskuläres Infundibulum, die Ausflussbahn ist teils muskulär, teils bindegewebig angelegt. Die muskuläre Ausflussbahn besteht medial aus dem oberen Rand des Trabekelzonenseptums, vorn aus dem Infundibularseptum und lateral aus dem linken Rand der ventrikuloinfundibulären Falte. Der bindegewebige Anteil besteht aus der fibrösen Kontinuität zwischen dem anterioren Mitralsegel und dem nichtkoronaren Segel der Aortenklappe.

Orientierend an den anatomischen Strukturen werden die folgenden Defekttypen unterschieden:

▌ Am häufigsten sind konoventrikuläre Septumdefekte (80%). Sie liegen zwischen dem infundibulären Septum (Konussptum) und dem übrigen Ventrikelseptum inmitten des membranösen Septums. Sie entstehen vermutlich durch den fehlenden Verschluss des embryologisch angelegten Foramen interventriculare. Da diese Defekte meist größer als das eigentliche membranöse Septum sind, werden sie häufig auch perimembranöse oder paramembranöse Ventrikelseptumdefekte genannt. Typischerweise reicht der Defekt im Bereich der anteroseptalen Kommissur bis an den Trikuspidalklappenanulus. Der mediale Papillarmuskel der Trikuspidalklappe (Lancisi-Muskel) verläuft direkt unterhalb des Defekts und nimmt Chordae vom anterioren und septalen Segel auf.

▌ Beim AV-Kanaltyp-VSD (6%), auch Inlet-Septumdefekt genannt, fehlen das muskuläre und das membranöse AV-Kanalseptum, d.h. der VSD liegt unterhalb der Trikuspidalklappe bzw. reicht bis an den Trikuspidalklappenanulus heran (s. Abschnitt 6.1).

▌ Konusseptumdefekte (4%), auch Outlet-Septumdefekte oder infundibuläre, subarterielle, supracristale VSD genannt, liegen im infundibulären Septum. Sie reichen zumeist oben an die Pulmonalklappe und sind ansonsten von der Muskulatur des Konusseptums umgeben, können aber auch vollständig von Muskulatur begrenzt sein. Sie liegen dann zwischen dem anterioren und posterioren Schenkel des Septalbands.

▌ Die muskulären VSD (10%) sind vollkommen von Muskulatur umrandet und können überall im trabekulären Teil des Septums vorkommen.

▌ Als weiterer Typ wird häufig noch der Gerbode-Defekt [53] genannt. Hierbei handelt es sich um eine linksventrikuläre Verbindung über das membranöse Septum zum rechten Vorhof (LV-RA-Verbindung).

Begleitend findet sich bei VSD-Patienten ein offener Ductus arteriosus in 25% und eine Aortenisthmusstenose in etwa 10% der Fälle.

Anatomisch bedeutsam bei den VSD ist der Verlauf des His-Bündels, das beim perimembranösen VSD in der Regel an der posteroinferioren Begrenzung des Defekts entlang läuft, das Septum überquert und dann an der linken Seite des Ventrikelseptums verläuft. Während die linken Bündel linksseitig verbleiben, taucht das rechte Bündel im Bereich der anteroinferioren Begrenzung bzw. des Lancisi-Muskels wieder auf der rechten Ventrikelseite auf und verläuft dort in Richtung Apex.

VSD, die so groß wie die Aortenklappe sind, führen zum Druckangleich zwischen den Herzkammern, und sind nicht restriktiv. Der steigende pulmonale Blutfluss hat eine pulmonale Hypertonie (letztendlich eine Eisenmenger-Reaktion) und häufig auch eine bronchiale Obstruktion zur Folge. Im Gegensatz dazu sind restriktive VSD so klein, dass der rechtsventrikuläre Druck normal oder nur geringfügig erhöht ist (QP/QS selten > 1,5). Zwischen diesen beiden Extremen sind alle anderen Defektgrößen möglich.

5.2 Operationsindikation

Prinzipiell besteht eine Operationsindikation bei einem Qp/Qs = 1,5 : 1–2 : 1 (VSD > 50% der Aortenklappenquerschnittfläche) und wenn der pulmonalarterielle Druck halbsystemische Werte übersteigt. Kinder mit einem derartigen Befund werden innerhalb der ersten 6 Monate einer operativen Korrektur unterzogen. In den ersten Lebenswochen muss ein VSD allerdings nur selten verschlossen werden. Sobald jedoch der Lungenwiderstand abnimmt, steigt der Links-rechts-Shunt, die Kinder werden symptomatisch, und eine Herzinsuffizienz kann entstehen. Nicht selten manifestiert sich die Herzinsuffizienz im Säuglingsalter im Rahmen eines bronchopulmonalen Infekts.

Asymptomatische Kinder mit kleinem VSD und weniger als halbsystemischen Pulmonalarteriendruck werden üblicherweise im Vorschulalter einem operativen Verschluss unterzogen, da sich 30–40% der membranösen und muskulären VSD (überwiegend) innerhalb der ersten 3 Jahre spontan verschließen. Wenn trotz adäquater medikamentöser Therapie eine Herzinsuffizienz auftritt oder die Kinder nicht gedeihen, werden diese VSD auch im Säuglingsalter operativ angegangen. Ausnahmen hiervon sind Kinder mit einem AV-Kanaldefekt oder einem anterioren Malalignementdefekt (typisch bei Fallot-Tetralogie). In diesen Fällen wird unmittelbar bzw. innerhalb der ersten 3–6 Monate operiert, um die Entwicklung einer pulmonalen Hypertonie zu verhindern, da kein Spontanverschluss erfolgt. Eine weitere Indikation ergibt sich bei Ausbildung einer Aortenklappeninsuffizienz. Auch bei kleinen subaortal gelegenen Defekten kann dabei eine der Aortenklappentaschen durch den Venturi-Effekt in den VSD gesaugt werden.

Wird bei großem VSD bzw. Links-rechts-Shunt keine Korrekturoperation vorgenommen, kann sich eine Infundibulumstenose des rechten Ventrikels ausbilden (Morbus Gasul [51]), was aber selten innerhalb der ersten 3 Jahre der Fall ist. Hierbei kommt zu einem Druckanstieg im rechten Ventrikel, einer Abnahme des Links-rechts-Shunts und letztendlich zu einer klinischen Fallot-Konstellation.

Als Kontraindikation gilt üblicherweise ein pulmonal-zu-systemisches Widerstandsverhältnis von 0,5. Allerdings werden Kinder < 6–12 Monaten auch bei einem pulmonal-zu-systemischen Widerstandsverhältnis von 0,7 zumeist noch als Operationskandidaten erachtet, da der Pulmonalwiderstand noch als reversibel angesehen wird. Bei Kindern > 1 Jahr und einem pulmonal-zu-systemischen Widerstand > 0,7 muss getestet werden, ob sich der Pulmonalwiderstand unter O_2- oder NO-Gabe oder nach Applikation eines Vasodilatators senken lässt. Gegebenenfalls erfolgt ein Hochrisiko-VSD-Verschluss mit einem fenestrierten (GoreTex)Flicken, der postoperativ bei pulmonalhypertensiven Krisen als Sicherheitsventil dient. Ist der pulmonalarterielle Widerstand nicht senkbar, kann kein normaler VSD-Verschluss erfolgen. Letztendlich bleiben dann nur noch eine Herz-Lungen-Transplantation oder ein VSD-Verschluss in Verbindung mit einer Lungentransplantation.

5.3 Operationsverfahren

Der VSD-Verschluss erfolgt mit Hilfe der extrakorporalen Zirkulation mit selektiver Kanülierung der Vv. cava superior und inferior. Vorzugsweise werden VSD im kardioplegischen Herzstillstand über den rechten Vorhof verschlossen, ein hypothermer Kreislaufstillstand ist selbst bei sehr kleinen Kindern heutzutage nicht mehr notwendig. In jedem Fall sollte nach Institution der extrakorporalen Zirkulation zunächst der Ductus arteriosus routinemäßig ligiert werden, da auch bei einem sehr kleinen, angiographisch nicht darstellbaren Ductus arteriosus durch die Lunge im linken Vorhof und Ventrikel zurückfließendes Blut den Perfusionsdruck der HLM vermindert und die Sicht beim Verschluss des VSD versperrt wird. Für den VSD-Verschluss wird der rechte Vorhof von der V. cava inferior Richtung rechtes Herzohr schräg eröffnet, um den Sinusknoten bzw. seine Blutversorgung nicht zu gefährden.

5.3.1 Konoventrikulärer VSD

Durch Retraktion des anterioren und septalen Trikuspidalsegels lässt sich der VSD exponieren. Verhindern zahlreiche Chordae die Sicht, ist es besser, das septale und eventuell auch das anteriore Trikuspidalsegel an ihrer Basis abzusetzen und später wieder anzunähen.

Filzverstärkte nichtresorbierbare Einzelknopfnähte werden ca. 3–4 mm vom VSD entfernt rechtsventrikulär eingebracht, beginnend im mittleren VSD-Anteil. In dem Bereich, in welchem das septale Trikuspidalsegel mit dem Anulus fibrosus verschmilzt, werden die Nähte oberflächlich durch den Anulus der Trikuspidalklappe gelegt, um das His-Bündel nicht zu verletzen. Zwischen dem Oberrand des VSD und der Aortenklappe liegt zumeist nur wenig Gewebe, weswegen es sinnvoll ist, die Aortenwurzel mit Kardioplegielösung zu füllen, damit die Klappensegel sicher identifiziert werden können und nicht verletzt werden. Anschließend wird ein Dacron- oder PTFE-Flicken, der et-

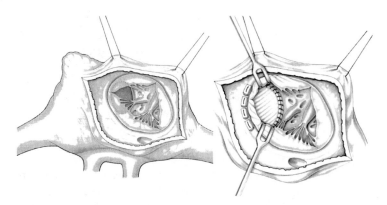

Abb. 4. Verschluss eines konoventrikulären VSD mit einer fortlaufenden Naht im muskulären VSD-Rand und Einzelknopfnähten am Trikuspidalsegel

was größer als der Defekt ist, mit Hilfe der vorgelegten Nähte eingeknotet. Alternativ ist auch eine fortlaufende Naht oder eine Kombination aus fortlaufender Naht (am muskulären Rand) und Einzelknopfnähten (am Trikuspidalsegel) möglich (Abb. 4). Kleine Defekte können auch direkt verschlossen werden.

5.3.2 AV-Kanal-VSD

Da der AV-Kanal-VSD direkt unter dem septalen Trikuspidalsegel liegt, ist eine adäquate Exposition häufig ohne Ablösung des Klappensegels möglich. Das Reizleitungssystem verläuft meist am posteroinferioren Rand.

5.3.3 Konusseptumdefekt

Isolierte Konusseptumdefekte werden durch den rechten Vorhof oder über Pulmonalarterie bzw. -klappe verschlossen. Bei komplexen Vitien ergeben sich weitere Zugänge.

Üblicherweise findet sich kein Muskelgewebe, sondern nur ein fibröser Strang zwischen dem Defekt und der Pulmonalklappe (vorne) bzw. der Aortenklappe (hinten). Auch hier ist es sinnvoll, die Aortenwurzel mit Kardioplegielösung zu füllen, um die Aortenklappensegel einwandfrei identifizieren zu können. Kritisch ist das Anlegen der filzverstärkten Nähte an der fibrösen Kante unterhalb der Pulmonalklappe. Lassen sich dort keine Nähte verankern, werden sie durch den linken und rechten Sinus der Pulmonalklappe gelegt. Der restlliche (infundibuläre) Teil des VSD kann mit einer fortlaufenden Naht problemlos verschlossen werden, da das His-Bündel viel weiter kaudal verläuft.

Beim transarteriellen Zugang werden die Pulmonalarterie oberhalb der Klappenkommissur quer eröffnet und das anteriore Segel hochgeklappt. Unter dem linken und rechten Segel findet sich der Defekt. Durch den rechten und linken Sinus werden Einzelnähte gelegt, im übrigen Bereich kann der Dacronflicken wieder über eine fortlaufende Naht eingenäht werden.

5.3.4 Muskulärer VSD

Muskuläre VSD im mittleren Bereich des Septums lassen sich über den rechten Vorhof erreichen. Aufgrund der Zerreißlichkeit des Gewebes und der Trabekularisierung wird der Flicken vorzugsweise mit filzverstärkten Einzelnähten fixiert, wobei er auch mehrere Defekte überspannen kann. Isolierte apikale muskuläre VSD sind aufgrund der Trabekularisierung von der rechten Seite kaum zu identifizieren. Sie können rechtsseitig über eine paraseptale Inzision dargestellt werden. Mancherorts werden per Katheterverfahren eingebrachte Schirmchen für den Verschluss apikaler VSD bevorzugt.

Sind die muskulären VSD mit anderen Fehlbildungen assoziiert, wie dies häufig bei der Fallot-Tetralogie der Fall ist, ist eine rechtsseitige Ventrikulotomie zu bevorzugen. Häufig ist der VSD in diesem Fall hinter ausgedehnten Trabekeln verborgen, weswegen die entsprechenden Muskelbündel für eine adäquate Exposition durchtrennt werden müssen. Der Verschluss erfolgt mit Hilfe eines Flickens, da beim Direktverschluss die Nähte durch die Herzkontraktionen leicht ausreißen. Die Einzelnähte sollten möglichst nicht durch die vordere Ventrikelwand gelegt werden, da dabei der RIVA kompromittiert werden kann.

5.3.5 VSD und Aortenisthmusstenose

Beim gleichzeitigen Vorliegen eines VSD und einer Aortenisthmusstenose können beide Defekte isoliert oder zusammen angegangen werden. Sind der VSD groß und ein Spontanverschluss unwahrscheinlich, empfiehlt sich eine Versorgung beider Fehlbildungen über eine mediane Sternotomie. Bei einem kleinen restriktiven VSD erfolgt nur der Aorteneingriff über eine laterale Thorakotomie. Ein palliatives Banding der Pulmonalarterie wird heutzutage nur noch selten vorgenommen.

5.4 Intraoperative Probleme/Komplikationen

In zwei Dirttel aller Fälle zeigen die Kinder nach der Operation einen Rechtsschenkelblock, welcher hämodynamisch keinerlei Relevanz hat. Ein bifaszikulärer Block findet sich in knapp 10% der Fälle und scheint ein Risikofaktor für einen Sudden death im Langzeitverlauf zu sein. Ein kompletter AV-Block ist bei vorsichtiger Operationstechnik mittlerweile sehr selten (1–2%). Er tritt zumeist bei Patienten mit einem konoventrikulären VSD auf und bedarf häufig einer Schrittmacherimplantation, die bei kleinen Kindern problematisch sein kann.

Bei tiefen Stichen am Oberrand eines konoventrikulären VSD können die Segel der Aortenklappe verletzt werden. Durch Füllen der Aortenwurzel mit Kardioplegielösung wird die Klappe gut dargestellt und kann entsprechend geschont werden.

Ein zu großer (Dacron-)Flicken und auch filzarmierte Nähte können mit den Papillarmuskeln, den Chordae und gelegentlich mit dem Klappensegel selbst interferieren, wodurch eine Trikuspidalinsuffizienz entstehen kann.

Neurologische Komplikationen treten in 5% der Fälle auf. Häufig handelt es sich um epileptische Anfälle, selten um Hemiparesen. Die Prognose ist im Allgemeinen gut.

5.5 Ergebnisse

Die Letalität für isolierte VSDs liegt bei Kindern < 2%, ist jedoch bei multiplen Defekten deutlich erhöht (7%). (Erwachsene weisen mit etwa 5% ebenfalls ein höheres Risiko auf). Der präoperative hämodynamische Status scheint darauf keinen Einfluss zu haben, ebenso wenig das Ausmaß der Intimaproliferation in den Lungengefäßen. In 98% der Fälle zeigt die postoperative Kontrolle einen verschlossenen VSD (oder einen unbedeutenden minimalen Rest-VSD).

Werden die Kinder innerhalb des 1. Lebensjahrs operiert, entwickeln sie normalerweise keine irreversiblen pulmonalarteriellen Gefäßveränderungen, und der pulmonalarterielle Druck normalisiert sich im Langzeitverlauf. Wachstum und Entwicklung sind weitgehend ungehindert, Todesfälle sind im Langzeitverlauf selten (1%).

KAPITEL 6

AV-Septumdefekt

Atrioventrikularseptumdefekte (AVSD), auch AV-Kanal- und Endokardkissendefekte genannt, umfassen etwa 2–4% aller angeborenen Herzfehler und zeichnen sich durch das Fehlen des membranösen und/oder muskulären AV-Septums und eine abnorme Struktur der AV-Klappen aus. Sie finden sich gehäuft bei Patienten mit Down-Syndrom, d.h. etwa 30–50% aller Kinder mit AV-Kanaldefekt haben ein Down-Syndrom bzw. etwa 16% aller Trisomie-21-Kinder leiden an einem AV-Kanalvitium.

Die Erstbeschreibung erfolgte 1846 durch Peacock, die erste erfolgreiche Korrektur eines AVSD gelang 1954 Lillehei et al. [89] mit Hilfe der Cross circulation. Da die komplexe Anatomie lange Zeit kaum verstanden wurde, blieb die Erfolgsrate zunächst äußerst unbefriedigend. Mittlerweile ist die Korrektur eines AV-Kanals Routine, in Deutschland werden jährlich 200 Kinder mit solch einem Defekt versorgt, 75% sind < 1 Jahr alt. Nur 4% der Patienten sind 18 Jahre oder älter.

6.1 Anatomie/Pathologie/Pathophysiologie

Der AV-Kanal besteht aus den AV-Klappen sowie einem dazwischen liegenden atrialen und ventrikulären AV-Septum. Der atriale Teil des AV-Kanalseptums grenzt an Septum primum und Septum secundum, der ventrikuläre Teil geht in das ventrikuläre Septum über. Wie die Strukturen des AV-Kanals entstehen, ist bislang unklar. Früher glaubte man, dass das Aufeinanderzuwachsen des oberen und unteren Endokardkissens zur

Ausbildung des AV-Kanalseptums, zum Verschluss des Ostium primum im Vorhofseptum und zum Verschluss des Foramen interventriculare im Ventrikelseptum führt. Ebenso vermutete man, dass diese Endokardkissen zusammen mit dem lateralen dextrodorsalen Kissen auch an der Entstehung der AV-Klappen beteiligt sind. Mittlerweile ist man der Meinung, dass die Endokardkissen eher wenig mit der Bildung der Septen und Klappen zu tun haben, d. h. dass die AV-Klappen durch einen Unterminierungs- und Abspaltungsprozess des Endokards gebildet werden. Nach wie vor ist aber gültig, dass ein intaktes AV-Kanalseptum Voraussetzung für eine normale Entwicklung der beiden AV-Klappen zu sein scheint.

Je nach Ausmaß des Endokardkissenfehlbildungen können morphologisch verschiedene Anomalien entstehen, die jedoch die folgenden Merkmale gemeinsam haben: Fehlen des AV-Kanalseptums, abnormale AV-Klappen (gemeinsame AV-Kommunikation), verkürzter Abstand der AV-Klappenebene zum Apex, Schwanenhalsform des linksventrikulären Ausflusstrakts (Goose-neck-Deformität) mit einer nicht am Mitralklappenanulus anliegenden Aortenklappe (aber erhaltenem aortomitralen Übergang), und inferiore Verlagerung des Koronarsinus, AV-Knotens und proximalen Reizleitungssystems.

▌ Am häufigsten besteht ein kompletter AVSD. Hierbei findet sich eine 5-segelige Klappe, die sich als gemeinsame Atrioventrikularklappe über das linke und rechte Ostium spannt (Ostium commune). Superior und inferior liegen sogenannte Brückensegel, d. h. sie reichen über den Septumdefekt hinweg in beide Ventrikel (Abb. 5). Der linksventrikuläre Ausflusstrakt bzw. die Aortenklappe liegen anterior des superioren Brückensegels, anstatt zwischen Septum und Mitralklappe eingekeilt zu sein. Der komplette AVSD wird anhand des Grads der Brückenbildung des superioren Segels entsprechend der Rastelli-Klassifikation [120] weiter unterteilt. Beim Typ A (häufig) liegt keine Brückenbildung vor (Abb. 5). Daher finden sich Sehnenfäden von den superioren Segeln zum Oberrand des Septums. Beim Typ B (selten), häufig assoziiert mit unbalanzierten Ventrikeln, findet sich ein „Straddeln" der Sehnenfäden (entweder „straddeln" Sehnenfäden der linken AV-Klappe in den rechten Ventrikel oder umgekehrt). Beim Typ C (häufig) ist die Brückenbildung vollständig ausgebildet und es finden sich keine Sehnenfäden am Oberrand des Septums.

▌ Am zweithäufigsten ist der partielle AVSD, früher auch Primumdefekt bzw. ASD I genannt, bei dem eine Vorhofkommunikation und eine „Spaltbildung" im vorderen Mitralsegel vorliegen. Im Gegensatz zum kompletten AVSD findet sich kein muskulärer Defekt im Bereich des Ventrikelseptums. Es existiert keine normale Mitralklappe, sondern ebenfalls eine dreisegelige linke AV-Klappe! Die Spaltbildung, auch Cleft genannt, entspricht der Koadaptionslinie zwischen anteriorem und posteriorem Brückensegel.

Zwischen den beiden Extremformen existieren eine Reihe von Zwischenformen (intermediärer AVSD), wobei sich die weitere Unterteilung im Wesentlichen danach richtet, ob und wo die Brückensegel angeheftet sind. Wenn die AV-Klappensegel z. B. an der Unterseite des Vorhofseptums ansetzen, entsteht ein isolierter VSD vom AV-Kanaltyp (s. Abschnitt 5.1).

Beim kompletten AVSD (Abb. 5) entsteht aufgrund des großen Links-rechts-Shunts eine pulmonale Hypertonie, die zusammen mit der AV-Klappeninsuffizienz bereits im Säuglingsalter zu einer globalen Herzinsuffizienz führen kann. Unbehandelt sterben 80% der Kinder vor dem 2. Lebensjahr, und solche, die das 1. Jahr überlebt haben, haben nur eine 15%ige Chance, auch das 5. Lebensjahr zu erreichen. Irreversible Lungengefäßveränderungen liegen nach dem 1. Lebensjahr vermutlich bereits bei etwa 90% der Kinder vor. Beim partiellen AVSD sind die Symptome milder, eine Herzinsuffizienz innerhalb der ersten 2 Jahre ist sehr selten.

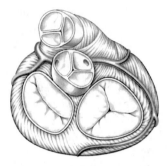 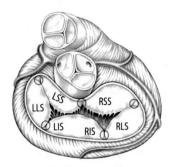

Abb. 5a,b. Segelarrangement beim normalen Herzen (links) und beim kompletten AVSD Rastelli-Typ A (rechts). *RSS* = rechts superiores Segel, *RLS* = rechts laterales Segel, *RIS* = rechts inferiores Segel, *LSS* = links superiores Segel, *LLS* = links laterales Segel, *LIS* = links inferiores Segel

6.2 Operationsindikation

Das Vorliegen eines AVSD, egal welche morphologische Variante vorliegt, stellt stets eine Operationsindikation dar. Das Operationsverfahren richtet sich nach den anatomischen Gegebenheiten. Initial ist zu entscheiden, ob eine biventrikuläre Physiologie aufrechterhalten werden kann oder nicht. Liegt die AV-Klappe gleichmäßig über beiden Ventrikeln, sind diese in der Regel normal ausgebildet und eine biventrikuläre Rekonstruktion ist möglich. Im Einzelfall kann die Entscheidung sehr schwierig sein, sie hängt dann davon ab,

▌ ob und welcher Ventrikel hypoplastisch ist,
▌ wie das AV-Klappengewebe beschaffen ist,
▌ wie das pulmonale Gefäßbett ausgebildet ist.

Der Zeitpunkt der Operation richtet sich nach der Symptomatik. Beim Auftreten von Herzinsuffizienzzeichen sollte stets so bald als möglich operiert werden. Bei einem asymptomatischen Kind mit komplettem AVSD wird die Operation im Alter von 4–6 Monaten durchgeführt, da sie dann technisch einfacher ist. Eine pulmonale Hypertonie ist in diesem Alter ebenfalls selten. In jedem Fall ist eine komplette Korrektur zu bevorzugen. Ein

Banding erfolgt nur ausnahmsweise, z. B. bei einem schweren pulmonalen Infekt, der die Anwendung der extrakorporalen Zirkulation problematisch erscheinen lässt. Kinder mit einem partiellen AVSD werden bevorzugt im Alter von 9–12 Monaten korrigiert. Besonders berücksichtigt wird hierbei das Verhalten der AV-Klappe. Sobald eine AV-Klappeninsuffizienz entsteht, vergrößert sich die Spaltbildung in der Klappe, was für die spätere Korrektur zumeist nachteilig ist. (Es ist dann schwieriger, eine vollständig kompetente Mitralklappe zu erhalten.) Daher stellt das erste Zeichen einer linksseitigen AV-Klappeninsuffizienz unabhängig von der Klinik eine Operationsindikation dar.

6.3 Operationsverfahren

Das Ziel der Operation sind der Verschluss des Septumdefekts und die Schaffung zweier möglichst kompetenter AV-Klappen, wofür die gemeinsame AV-Klappe in einen links- und einen rechtsventrikulären Teil unterteilt werden muss.

Der Eingriff erfolgt über eine mediane Sternotomie mit Hilfe der extrakorporalen Zirkulation und einer bikavalen Kanülierung. Bei Bedarf (s. unten) wird zunächst ein Stück Perikard gewonnen und in 0,6%igem Glutaraldehyd fixiert.

6.3.1 Partieller AVSD mit Mitralklappenspaltbildung (Cleft)

Die Exposition des Defekts erfolgt nach Kardioplegie über einen rechtsatrialen Zugang. Zunächst wird die Basis des Spalts zwischen dem links-superioren und -inferioren AV-Klappensegel durch den atrialen Defekt hindurch evaluiert. Dieser wird mit Einzelknopfnähten, die von anulär nach zentral gelegt werden, verschlossen. Hierbei sollte man nicht versuchen, die Spaltenden zu „entrollen", vielmehr sollte man die Klappe so vernähen, wie sie natürlicherweise liegt. Bei einem sehr kleinen lateralen Segel muss beachtet werden, dass nach einem vollständigen Verschluss des Spalts eine Mitralstenose resultieren kann. Da eine leichte Insuffizienz besser als eine Stenose toleriert

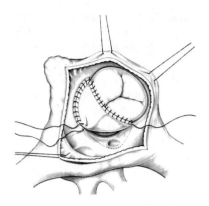

Abb. 6. Verschluss eines partiellen AVSD mit linksseitiger Dränage des Koronarsinus

wird, sollte man in diesen Fällen den Spalt nicht vollständig verschließen. Widerlager aus Filz sind selbst bei extrem zerbrechlichen Verhältnissen kontraindiziert, da sie zu Verziehungen und Nekrosen im Klappengewebe führen können. Besteht eine zentrale Insuffizienzkomponente, können zusätzliche kommissurale Raffnähte gelegt werden.

Anschließend wird der Primumdefekt mit autologem glutaraldehydfixiertem Perikard versorgt, da Kunststoffflicken bei residualer Insuffizienz der Mitralklappe eine Hämolyse begünstigen können. Der Perikardflicken wird, beginnend im Spaltbereich der Mitralklappe, eingenäht. Im Bereich des AV-Knotens wird der Anulus der Mitralklappe gestochen. Den Koronarsinus lässt man nach links dränieren (Abb. 6).

6.3.2 Partieller AVSD mit kleinem VSD

Kleine ventrikuläre Kommunikationen können häufig mit Matratzennähten direkt verschlossen werden. Dabei kann das Klappengewebe mit Hilfe von Matratzennähten von der rechtsventrikulären Seite direkt an das Septum fixiert werden, womit der VSD verschlossen ist.

6.3.3 Kompletter AVSD

Beim kompletten AVSD gibt es mittlerweile mehrere operationstechnische Variationen. Die Einzelflickenmethode wurde 1962
durch Maloney et al. [92] und später auch durch Gerbode [52]
beschrieben und ist heute noch eine sehr häufig verwandte Methode. Dabei wird glutaraldehydfixiertes eigenes Perikard verwendet. Zunächst werden der Ventrikel mit NaCl-Lösung gefüllt
und die Klappenmorphologie analysiert, d.h. es wird die Basis
des Cleft der gemeinsamen AV-Klappe festgelegt und mit einer
Naht markiert, der die Grenze zwischen linker und rechter AV-
Klappe darstellt. Nun wird der Abstand zwischen Septumrand
und AV-Ebene bestimmt, was sehr wichtig ist. Wird der Abstand, d.h. der Perikardflicken, zu groß gewählt, wird der Anulus zu groß, und es resultiert eine Mitralklappeninsuffizienz.
Liegt zu wenig Gewebe für die linksseitige AV-Klappe vor, kann
durch einen etwas kleineren Perikardflicken im Sinn einer Anu-
lusraffung die Kompetenz der Klappe verbessert werden. Bei zu
großer Spannung droht allerdings ein Ausriss des Flickens. Die
Kommissuren werden in Relation zum Ventrikelseptum festgelegt. Liegen sie direkt über dem Septum, können sie einfach
übernommen werden. Reichen die Klappensegel über das Septum, müssen sie entlang desselben bis zum Anulus inzidiert
werden. Bei Inspektion des Septums muss auch die Situation
der Chordae analysiert werden. Verlegen diese den rechtsventrikulären Aspekt des Ventrikelseptums, werden sie (möglichst
wenige) davon abgetrennt. Die Stabilität der Segel wird später
dadurch erreicht, dass sie am Perikardflicken fixiert werden.
   Der Perikardflicken wird rechtsseitig am Ventrikelseptum,
beginnend in dessen mittleren Anteil (gegenüber der Cleftnaht)
mit einer fortlaufenden Naht zunächst bis zur AV-Klappenebene
eingenäht. An dieser Stelle werden von manchen zusätzliche,
filzverstärkte Einzelnähte zur Sicherung der Nahtreihe gesetzt.
Wenn kein Klappengewebe inzidiert wurde, wird der Perikardflicken durch die natürlichen Kommissuren gelegt, andernfalls
durch die inzidierten Klappensegel bzw. Neokommissuren. Die
Enden der fortlaufenden Flickennaht werden dann unter eine

leichte Spannung gesetzt und die AV-Klappen an der linken und rechten Seite des Flickens mit Einzelnähten befestigt, wobei die richtige Lage bzw. die AV-Klappenebene anhand der Chordaelänge abgeschätzt werden können. Der Spalt im linken AV-Segel wird vollständig geschlossen, wobei darauf geachtet werden muss, dass dadurch bei einem einzelnen oder 2 dicht beieinander liegenden linksseitigen Papillarmuskeln eine Mitralstenose entstehen kann. Der atriale Anteil des Defekts wird abschließend analog dem partiellen AVSD, d. h. unter Beachtung des AV-Knotens und des Koronarsinus, mit dem Rest des Perikardflickens und der vorhandenen fortlaufenden Naht verschlossen.

Alternativ können 2 einzelne Flicken, je einer für den Ventrikelseptumdefekt und einer für den Vorhofseptumdefekt, verwandt werden [139]. Ersterer kann auch mit einem Dacronflicken, Letzterer mit einem Perikardflicken verschlossen werden. Von einigen Operateuren wird diese Technik als einfacher angesehen. Ein weiterer Vorteil zweier Flicken liegt darin, dass man auf die Durchtrennung der Brückensegel verzichten kann und nur die Septumdefekte oberhalb und unterhalb der AV-Klappe schließt. Im Fall eines Ausrisses eines Flickens entsteht hierbei eine wesentlich geringere Insuffizienz der AV-Klappe als bei durchtrennten Brückensegeln, d. h. diese Variante ist somit sicherer als die anderen Verfahren und weist theoretisch weniger AV-Klappenprobleme auf.

Eine weitere Möglichkeit besteht darin, die ventrikuläre Kommunikation dadurch zu schließen, dass die beiden Brückensegel der AV-Klappe mit Einzelnähten am (rechtsseitigen) Rand des Ventrikelseptumdefekts fixiert werden (s. partieller AVSD S. 42). Auf diese Weise entsteht eine vereinfachte Einflickenmethode, da anschließend nur noch die Vorhofkommunikation mit einem Perikardflicken verschlossen werden muss. Idealerweise werden die Fixierungsnähte der AV-Klappe direkt durch den Perikardflicken gestochen, wodurch ein besseres Widerlager entsteht [106].

6.4 Intraoperative Probleme/Komplikationen

Bei der operativen Korrektur eines AVSD können aufgrund ungünstiger anatomischer Verhältnisse, schwerer assoziierter Fehlbildungen, einem hohen Lungengefäßwiderstand und einer präoperativ nicht rekompensierbaren Herzinsuffizienz zahlreiche Probleme entstehen. Zu den typischen intra- bzw. postoperativen Komplikationen zählen insbesondere ein unvollständiger Defektverschluss, eine AV-Blockierung und eine AV-Klappenrestinsuffizienz. Eine postoperative Klappeninsuffizienz ist dabei selten Folge einer präoperativen AV-Klappeninsuffizienz. Eher ist sie durch eine nicht adäquate Rekonstruktion der AV-Klappen an den VSD-Patch oder eine inadäquate Teilung und Refixation der Brückensegel am Patchmaterial verursacht. Die entstehende zentrale Insuffizienz kann durch eine Anuloplastik gebessert werden. Liegt der seltene Fall einer nicht rekonstruierbaren Klappeninsuffizienz vor, ist nur ein Klappenersatz möglich.

Postoperative pulmonale hypertensive Krisen lassen sich am besten durch eine NO-Beatmung behandeln. Diese werden deswegen zumeist prophylaktisch während oder kurz nach der Operation begonnen.

Das Risiko eines AV-Blocks liegt in erfahrenen Händen bei etwa 1%.

6.5 Ergebnisse

Kinder mit einem kompletten AVSD entwickeln schon früh eine Herzinsuffizienz. Ohne medikamentöse oder chirurgische Behandlung sterben die Hälfte der Kinder innerhalb von 6 Monaten und 80% innerhalb von 2 Jahren an Herzversagen oder einer pulmonalen Infektion. Danach spielen auch AV-Klappeninsuffizienzen und die Entwicklung einer pulmonalen Hypertonie eine wichtige Rolle, wobei Letztere bei Kindern mit Trisomie 21 früher zu entstehen scheint. Diese Kinder zeigen auch vermehrt tracheobronchiale Obstruktionen, Schlafapnoesyndrome und Hypoventilationen.

Fehlt eine bedeutsame interventrikuläre Verbindung und ist die AV-Klappe kompetent, entspricht der klinische Verlauf dem eines großen Vorhofseptumdefekts.

Die durchschnittliche Letalitätsrate liegt bei 2–5% (Kinder <1 Jahr: 5%, Kinder >1 Jahr: 2%). Der Langzeitverlauf ist günstig und wird durch die Progredienz der AV-Klappeninsuffizienz, durch das Verhalten des pulmonalen Gefäßwiderstands, durch die Entwicklung einer linksventrikulären Ausflussbahnobstruktion und von Herzrhythmusstörungen bestimmt. Nach 10 und 20 Jahren leben über 95% der Patienten, und selbst bei mittel- bis höhergradiger AV-Klappeninsuffizienz ist die Überlebensrate noch relativ gut (12½ Jahre: 88%). Unter Berücksichtigung von 20–40% assoziierten Läsionen variiert die Notwendigkeit einer Reoperation zwischen 5% und 15% der Fälle, Hauptursache ist die AV-Klappeninsuffizienz. Eine Überlegenheit der 2-Flicken- gegenüber der 1-Flicken-Methode ist bislang statistisch nicht belegbar.

KAPITEL 7

Fallot-Tetralogie

Die Fallot-Tetralogie gehört mit 10% zu den relativ häufigen angeborenen Herzfehlern. Ihre anatomischen Gesichtspunkte wurden schon lange vor den 1888 von Fallot [49] publizierten klinischen Beobachtungen im Jahr 1672 durch Stensen [133] beschrieben. Die Tetralogie beinhaltet einen konoventrikulären Malalignementventrikelseptumdefekt, eine infundibuläre/valvuläre Pulmonalstenose, eine rechtsventrikuläre Hypertrophie und eine Dextroposition der Aorta, wobei der Ventrikelseptumdefekt und das Ausmaß der Obstruktion des rechtsventrikulären Ausflusstrakts pathophysiologisch am bedeutsamsten sind. (Laut Becker und Anderson et al. [2] ist die Verlagerung des Septums das entscheidende morphologische Korrelat für die Ausflussbehinderung des rechten Ventrikels (s. unten), woraus letztendlich folgt, dass ohne Infundibulumstenose definitionsgemäß keine Fallot-Tetralogie vorliegen kann.)

Die erste chirurgische Behandlung erfolgte 1945 durch Blalock u. Taussig [15] durch Anlage einer Anastomose zwischen der A. subclavia und der Pulmonalarterie. Klinner et al. [76] interponierten 1962 als Erste einen prothetischen Shunt zwischen den Gefäßen. Potts et al. [116] führten 1946 die Anastomose zwischen der Aorta descendens und der linken Pulmonalarterie ein, Waterson [153] 1962 das Äquivalent zwischen Aorta ascendens und rechter Pulmonalarterie. Die erste Korrektur erfolgte durch Lillehei et al. [88] 1954 mit Hilfe der Cross circulation, mittels Herz-Lungen-Maschine gelang dies Kirklin et al. [72] 1 Jahr später. Auch die erste transanuläre Erweiterung mit einem Flicken gelang Lillehei et al. [91] (1956). Eine klappenlose Prothese bei einer Pulmonalatresie wurde erstmals von Klinner [75], ein aortaler Homograft von Ross u. Somerville [124] implantiert. Das Konzept der Unifokalisation vor der eigentlichen Fallot-Korrektur wurde 1981 von Haworth et al. [62] vorgestellt. Mittlerweile werden in Deutschland pro Jahr etwa 280 Kinder mit einer Fallot-Tetralogie operiert, davon sind 50% < 1 Jahr alt.

7.1 Anatomie/Pathologie/Pathophysiologie

Embryologisch gesehen liegen bei der Fallot-Tetralogie keine 4 verschiedenen Defekte, sondern nur ein einziger vor, nämlich eine Verlagerung des rechtsventrikulären infundibulären Septums (Konus) nach vorn. Das infundibuläre Septum, das normalerweise einen posterioren, inferioren und rechtsgerichteten Verlauf nimmt, ist bei der Fallot-Tetralogie nach anterior, superior und links verschoben. Als Folge inseriert das Infundibularseptum, das mit der ventrikuloinfundibulären Falte verschmilzt und die Crista terminalis bildet, nicht zwischen dem anterioren und posterioren Schenkel des Septalbands (s. Abschnitt 5.1), sondern liegt zumeist vor dem anterioren Schenkel, mit dem es häufig verschmilzt, wodurch der Bereich zwischen anteriorem und posteriorem Schenkel des Septalbands nicht verschlossen wird und der typische Ventrikelseptumdefekt und eine Einengung des Infundibulums und/oder der Pulmonalklappe entstehen (Infundibulumstenose 50%, Pulmonalklappenstenose 10%, beides 30%, Pulmonalatresie 10%). Der Ventrikelseptumdefekt wird somit posterosuperior durch die infundibuloventrikuläre Falte und die Aortenklappe begrenzt, superior durch das infundibuläre Septum, anterior durch den anterosuperioren Schenkel und inferior durch den posteroinferioren Schenkel des Septalbands und das membranöse Septum. Im fibrösen posteroinferioren Bereich des VSD überquert das His-Bündel das Septum, der rechte Schenkel verläuft rechtsseitig subendokardial – beide können beim VSD-Verschluss verletzt werden. Dieser auch als perimembranös bezeichnete VSD liegt in etwa 80%

der Fälle vor. Darüber hinaus besteht neben der aortomitralen Kontinuität auch eine aortotrikuspidale Kontinuität. In etwa 20% der Fälle findet sich jedoch posteroinferior ein muskulärer Randsaum, welcher die Aortenklappe von der Trikuspidalklappe trennt. Die Hypoplasie des rechtsventrikulären Ausflusstrakts reicht häufig über die Pulmonalklappe hinweg bis zu den Pulmonalarterien, wobei die Pulmonalklappe dysmorph, knorpelig und immobil verändert sein kann.

Zusätzliche Herz- und Gefäßanomalien finden sich bei einem Drittel der Patienten. Häufig sind periphere Pulmonalstenosen (20–28%), eine Hypoplasie (22%) oder Aplasie (2%) einer Pulmonalarterie (meist links), ein Vorhofseptumdefekt oder offenes Foramen ovale (bis über 50%), ein zusätzlicher Ventrikelseptumdefekt (5%), ein rechter Aortenbogen (20–30%) und Koronaranomalien (4–5%). Insbesondere Letztere sind sehr bedeutsam, da dabei der RIVA von der RCA oder die RCA von der LCA entspringen können. In ersterem Fall (ca. 3%) überquert der RIVA den rechtsventrikulären Ausflusstrakt und kann das Einbringen eines transanulären Erweiterungsflickens in das Infundibulum erschweren (s. unten).

Der zumeist große VSD führt funktionell zu einer gemeinsamen Pumpkammer, wobei die Verteilung über die Arterien vom Ausmaß der rechtsventrikulären Ausflusstraktobstruktion und vom systemarteriellen Widerstand abhängt. Postnatal ist der pulmonale Blutfluss so lange adäquat, wie der Ductus arteriosus offen ist (ein abfallender arterieller pO_2 erweitert einen noch reagiblen Ductus arteriosus wieder). Nach Verschluss desselben fällt die arterielle Sättigung in Abhängigkeit von der rechtsventrikulären Ausflusstraktobstruktion ab. Wachstumsbedingt ist eine weitere Einengung der rechtsventrikulären Ausflussbahn möglich, und ein primär noch normales Lungengefäßbett kann hypoplastisch werden. Die verminderte Durchblutung der Lungen führt nachfolgend meist zu einem hypoplastischen linken Vorhof und Ventrikel. Durch das geringe Herzzeitvolumen wird das Blut peripher manchmal so stark ausgeschöpft, dass es in der Lunge nicht mehr voll aufgesättigt werden kann. Die anhaltende Hypoxie stimuliert das Knochenmark und führt aufgrund der limitierten Eisenspeicher zu einer mikrozytären hypochromen Anämie und nach Adaptation zu einer Polyzythämie. Die Kinder nehmen häufig die typische Hockstellung ein, in der der Blutstrom in die unteren Extremitäten reduziert ist und dadurch der oberen Körperhälfte zugute kommt, indem dort die arterielle O_2-Sättigung ansteigt.

7.1.1 Fallot-Tetralogie mit Pulmonalatresie

Die intrakardialen Fehlbildungen sind mit der normalen Fallot-Tetralogie weitgehend identisch, außer dass der rechtsventrikuläre Ausflusstrakt komplett obliteriert ist. Der perimembranöse VSD ist nicht restriktiv, und die überreitende Aorta ist geringer dextroponiert. Darüber hinaus findet sich in 26–50% der Fälle ein rechtsseitiger Aortenbogen. Da der Fluss über die zentrale(n) Pulmonalarterie(n) fehlt, entwickelt sich kompensatorisch ein starker Bronchialfluss. Die extrakardialen Gefäßveränderungen werden in 4 Kategorien unterteilt:

1. Die Pulmonalarterien sind gut entwickelt und erhalten ihr Blut über den Ductus arteriosus.
2. Die beiden über den Ductus arteriosus versorgten Pulmonalarterien sind gut entwickelt, jedoch fehlt der Pulmonalarterienstamm.
3. Die beiden Pulmonalarterien sind unterentwickelt, in 30% der Fälle nicht miteinander verbunden und versorgen nur einige bronchopulmonale Segmente. Der Ductus arteriosus ist sehr klein oder verschlossen. Die Hauptversorgung der Pulmonalgefäße erfolgt über aortopulmonale Kollateralen.
4. Pulmonalarterien sind nicht angelegt, alle bronchopulmonalen Segmente werden über aortopulmonale Kollateralen versorgt. Diese entspringen hauptsächlich von der Aorta descendens in der Nähe des linken Hauptbronchus (oder der Carina bei rechts deszendierender Aorta), wobei etwa 60% der aortopulmonalen Kollateralen eine signifikante Stenose an ihrem Ursprung oder ihrer Mündung aufweisen. Die aortopulmonalen Kollateralen können in die Pulmonal-, Lobar- oder Seg-

mentarterien münden (im Mittel 50%) oder Lungengewebe unabhängig vom pulmonalen Strombett (im Mittel 45%) oder gemeinsam damit (5% duale Versorgung) versorgen.

Der pulmonale Blutfluss hängt bei der Pulmonalatresie von der Durchgängigkeit des Ductus arteriosus und den aortopulmonalen Kollateralen ab. Der Verschluss des Ductus arteriosus kann daher schnell zum Tod des Kindes führen, jedoch reichen die aortopulmonalen Kollateralen, insbesondere wenn sie nicht stenosiert sind, in den ersten Monaten häufig für eine adäquate pulmonale Perfusion aus.

7.1.2 Fallot-Tetralogie mit fehlender Pulmonalklappe

Bei dieser seltenen Variante (2–6% aller Fallot-Fälle) liegen keine oder nur eine geringe anuläre Pulmonalstenose mit einer stark hypoplastischen oder komplett fehlenden Pulmonalklappe vor. Als Folge davon entwickeln sich massiv erweiterte zentrale Pulmonalarterien, die zu einer Kompression der zentralen Atemwege führen können. Zusätzlich fehlt die Anlage des Ductus arteriosus, es sei denn, es liegt eine diskontinuierliche linke Pulmonalarterie vor, die darüber gespeist wird.

7.2 Operationsindikation

Prinzipiell besteht bei jedem Kind mit einer Fallot-Tetralogie eine Operationsindikation, da ein spontaner VSD-Verschluss ausgeschlossen ist und die Infundibulumstenose progrediert. Interventionell können lediglich palliative und operativ ergänzende Maßnahmen wie eine Stentimplantation in den Ductus arteriosus, eine Angioplastie peripherer Pulmonalstenosen und eine Embolisation aortopulmonaler Kollateralen erfolgen. Symptomatische Kinder werden etwa zwischen dem 3. und 4. Monat, asymptomatische auch später operiert. Normalerweise müssen etwa 70% der Kinder wegen hypoxischer Anfälle oder einer andauernden Hypoxie (arterielle Sättigung < 70%) innerhalb des ersten Jahrs operiert werden. Ohne Operation sterben etwa 30% der Kinder in dieser Zeit. Innerhalb von 10 Jahren würden 70%, bei Vorliegen einer Pulmonalatresie sogar über 90% der Kinder versterben.

Früher wurde aufgrund der hohen Letalität einer Korrekturoperation bei sehr kleinen Kindern häufig ein aortopulmonaler Shunt angelegt. Mittlerweile wird eine frühe 1-Schritt-Korrektur zwischen dem 3. und 9. Lebensmonat bevorzugt, um eine zweite Operation und Shuntkomplikationen zu vermeiden. Selbst im Neugeborenenalter gilt das Operationsrisiko heutzutage als niedriger als das Risiko des Spontanverlaufs bzw. der Palliation plus späterer Korrektur. Die frühe Korrektur begünstigt die Erhaltung der ventrikulären Pumpfunktion und die Entwicklung des pulmonalen Gefäßbetts und verhindert die zentralnervösen Folgen einer lang anhaltenden Zyanose. Als Kontraindikationen im Neugeborenenalter gelten lediglich eine Konusarterie und perinatale, nichtkardiale Komplikationen.

Die Frage der Notwendigkeit einer transanulären Erweiterung muss individuell diskutiert werden. Einerseits sollte eine Erweiterung des rechtsventrikulären Ausflusstrakts vermieden werden, wenn sie nicht notwendig ist; andererseits werden die Operationsletalität durch die Implantation eines Erweiterungsflickens nicht erhöht und eine isolierte Pulmonalklappeninsuffizienz über viele Jahre gut toleriert. Als Grenzbereich wird eine milde rechtsventrikuläre Hypertonie mit einem Druckverhältnis RV:LV = 0,5–0,75 angesehen.

Während bei einer Pulmonalstenose die Diagnose relativ einfach und ausreichend mit der Echokardiographie etabliert werden kann, müssen bei der Pulmonalatresie neben der Diagnose auch die pulmonalen Gefäßverhältnisse genau analysiert werden, um die Operation planen zu können. Hierzu müssen die nativen Pulmonalarterien und die aortopulmonalen Kollateralen angiographisch dargestellt und Erstere ausgemessen werden. Ist der McGoon-Index [114] (Durchmesser der linken und rechten Pulmonalarterie/Aortendurchmesser am Zwerchfelldurchtritt) ≥2, sind die Pulmonalarterien normal groß, d.h. nicht restriktiv, ist er ≤0,8, sind sie schwer restriktiv. Hierbei ist anzumerken, dass die Aorta im Diaphragmabereich bei Patienten mit einer Fallot-Tetralogie häufig enger als normal ist. Besser ist es, die Durchmesser der Pulmonalarterien unmittelbar vor dem Abgang des ersten Astes nach Nakata et al. [104] zu messen und die Summe ihrer Querschnitte in Bezug zur Körperoberfläche zu setzen. Ein Pulmonalarterienindex (PAI) < 150 mm^2/m^2 weist auf zu kleine Pulmonalarterien hin (normal 300 ± 30 mm^2/m^2), d.h. ein VSD-Verschluss kann problematisch sein. Bei beiden Methoden gilt es allerdings zu bedenken, dass die Pulmonalarterien postoperativ durch die Druck- und Volumenbelastung größer werden können.

▌ McGoon-Index: (LPA-Durchmesser + RPA-Durchmesser)/ AoD-Durchmesser

▌ Nakata-Index: (LPA-Fläche + RPA-Fläche)/Körperoberfläche

Bei einer Fallot-Tetralogie ohne Pulmonalklappe wird die Operationsindikation relativ früh gestellt, um respiratorische Symptome durch eine Kompression des Tracheobronchialbaums durch die großen Pulmonalarterien zu vermeiden. Bei sehr kleinen Verhältnissen wird u.U. ein zweizeitiges Vorgehen mit einem Banding vor der definitiven Korrektur gewählt.

7.3 Operationsverfahren

7.3.1 Fallot-Tetralogie mit Pulmonalstenose

Der Eingriff erfolgt über eine mediane Sternotomie und unter Verwendung der extrakorporalen Zirkulation am kardioplegisch stillgestellten Herz, wobei aufgrund des Septumdefekts 2 venöse Kanülen benötigt werden. Vor Institution der extrakorporalen Zirkulation wird Perikard entnommen und in 0,6%igem Glutaraldehyd für 20 min fixiert. Aorta, Pulmonalarterien und der Ductus arteriosus, welcher ggf. ligiert wird, werden präpariert. Das weitere Vorgehen richtet sich nach dem Befund der Pulmonalklappe bzw. der Größe des Pulmonalklappenanulus. Bei einem hypoplastischen Pulmonalklappenanulus wird zunächst die Pulmonalarterie längs inzidiert. Die Pulmonalklappe wird kommissurotoniert, valvulotoniert und verdickte Klappentaschen verdünnt. Anschließend wird mit einer Olive der Durchmesser bestimmt. Liegt der Durchmesser bei einem Z-Wert von weniger als minus 3, erfolgt eine Verlängerung der Inzision in Richtung RV-Infundibulum. Der Pulmonalklappenanulus wird immer im Bereich einer Kommissur durchtrennt, um die Klappenfunktion zu erhalten. Durch eine kleinstmögliche Inzision werden hypertrophierte Muskelbündel des Infundibulums umfahren und durchtrennt, selten reseziert. Bei ausreichend großem Pulmonalklappenanulus werden zunächst kombiniert transtrikuspidal-pulmonal Muskelbündel im RVOT durchtrennt und nur bei knapp hypoplastischem Infundibulum dieses unmittelbar subpulmonal längs eröffnet und mit einem autologen Perikardpatch erweitert. Nun wird der VSD transtrikuspidal mit einem

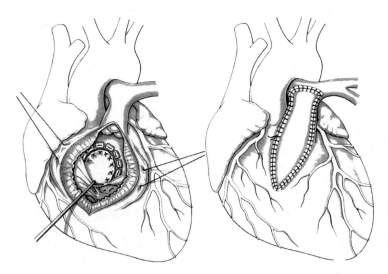

Abb. 7. VSD-Verschluss mit einem Dacron- oder PTFE-Flicken mit Einzelknopfnähten (links) hier, wie sehr selten, über eine Ventrikulotomie durchgeführt, Erweiterung und Verschluss der pulmonalen Arteriotomie mit einem transanulären Flicken (rechts)

Dacronpatch entweder fortlaufend oder mit Einzelknopfnähten verschlossen. Der rechtsventrikuläre Ausflusstrakt wird mit einem autologen Perikardpatch auf Normgröße erweitert. Manchmal muss der Patch bis über die Bifurkation in die linke Pulmonalarterie hinein eingenäht werden, wenn durch Spontanverschluss eines Duktus die linke Pulmonalarterie etwas stenotisch wurde. Ein kleines offenes Foramen ovale sollte lediglich bei sehr kleinen Pulmonalarterien nicht verschlossen werden, da es bei einem postoperativen Rechtsherzversagen über einen Rechts-links-Shunt Entlastung schaffen kann.

Nach sorgfältiger Entlüftung wird die Koronarperfusion freigegeben bzw. die extrakorporale Zirkulation wiederhergestellt und nach ausgiebiger Reperfusion beendet.

7.3.2 Fallot-Tetralogie mit Pulmonalatresie

Die meisten Patienten mit duktusabhängiger pulmonaler Perfusion haben ausreichend große Pulmonalgefäße (PAI >150 mm^2/m^2), welche eine problemlose Operation erlauben. Schwierig sind die Fälle mit einem PAI <100 mm^2/m^2 und großen aortopulmonalen Kollateralen. Hierfür gibt es verschiedene Therapiekonzepte. Während früher eine frühe operative Korrektur der rechtsventrikulären Ausflusstraktobstruktion mit nachfolgender interventioneller Dilatation stenosierter aortopulmonaler Kollateralen und Okklusion redundanter aortopulmonaler Kollateralen erfolgte und nur, wenn möglich, zusätzlich eine Unifokalisation durchgeführt wurde (später wurde dann eine residuale rechtsventrikuläre Ausflusstraktobstruktion angegangen und der VSD verschlossen), favorisiert man heutzutage die primäre Unifokalisation in einer Sitzung über eine mediane Sternotomie [122].

Für eine Unifokalisation müssen die präoperativ identifizierten aortopulmonalen Kollateralen – im Mittel 4 – intraoperativ von der Aorta abgetrennt und mit der am nächsten liegenden Pulmonalarterie, wenn möglich Seit-zu-Seit, anastomosiert werden, um so ein gemeinsames Gefäß bzw. eine gemeinsame Mündung zu schaffen. In den meisten Fällen kann dadurch auf

die Verwendung von Fremdmaterial (z.B. Homograft) verzichtet
werden. Es müssen möglichst alle Gefäße eingeschlossen werden, damit ein adäquater Fluss in der pulmonalen Strombahn
entsteht. Der VSD kann primär verschlossen werden oder bei
diffuser peripherer pulmonaler Hypoplasie oder Stenose (zunächst) offen bleiben. Ist angiographisch eine doppelte Versorgung (Pulmonalgefäß und aortopulmonale Kollateralen) bekannt, können die entsprechenden Kollateralen auch ligiert werden. Meist finden sich die aortopulmonalen Kollateralen im
posterioren Mediastinum in der Nähe der Hauptbronchien und
treten in die Lungenhili ein. Sie werden am besten über eine
mediane Sternotomie mit Hilfe der extrakorporalen Zirkulation
angegangen, wobei diese in der Regel zwischen der Aorta und
der V. cava superior dargestellt werden können. Vor Institution
der extrakorporalen Zirkulation müssen die großen Kollateralen
präpariert und mit einem Tourniquet versehen werden, um einen Run off vom systemischen in den pulmonalen Kreislauf zu
verhindern, der eine systemische Hypoperfusion und eine
linksventrikuläre Überdehnung zur Folge haben kann. Selbst
Kollateralen, die von der distalen Aorta entspringen und hinter
den Hauptbronchien verlaufen, lassen sich mittlerweile gut über
die mediane Sternotomie erreichen, ein zusätzlicher Eingriff
über eine laterale Thorakotomie ist selten notwendig.

7.3.3 Fallot-Tetralogie mit fehlender Pulmonalklappe

Bei dieser Variante wurden verschiedene Operationstechniken
vorgeschlagen. Mittlerweile wird aber überwiegend eine plastische Verkleinerung der beiden Pulmonalarterien und des Pul-
monalhauptstamms durch eine großzügige Exzision von anterioren und posterioren Wandabschnitten durchgeführt [65].

7.4 Intraoperative Probleme/Komplikationen

Die rechtsseitige Ventrikulotomie darf nicht zu nah am RIVA angelegt werden, da für den Verschluss der Ventrikulotomie nicht zu knapp gestochen werden darf, um ein Ausreißen der Nähte zu vermeiden.

Im rechtsventrikulären Ausflusstrakt sollten nur stark stenosierende Trabekel durchtrennt bzw. exzidiert werden. Eine irrtümliche oder bewusste Durchtrennung eines dicken Moderatorbands kann die Architektur des rechten Ventrikels erheblich verändern und durch die Durchtrennung des rechten Tawara-Schenkels zu einem Rechtsschenkelblock (häufig!) führen. Auch wenn eine leichte Insuffizienz einer leichten Stenose im rechtsventrikulären Ausflusstrakt generell zu bevorzugen ist, führt ein zu großer Flicken zu einer vermehrten Pulmonalklappeninsuffizienz und ist daher zu vermeiden. Seitens einer Pulmonalklappenstenose wird ein Gradient bis zu 10–15 mmHg im rechten Ventrikel toleriert.

Probleme bei der Unifokalisation sind zumeist technischer Natur, da die Kollateralgefäße gefunden werden müssen, stenosiert sein können und nicht selten klein und sehr zerbrechlich sind. Bekannte Frühkomplikationen sind Blutungen, Phrenikusparesen und schwere Bronchospasmen, während später Stenosen an Kollateralen und an verwandten Homografts berichtet wurden.

Zu den perioperativen Komplikationen gehören auch zerebrale Komplikationen wie eine Choreaathetose, deren Entstehung auf ein zerebrales Stealsyndrom durch die nicht okkludierten aortopulmonalen Kollateralen während der extrakorporalen Zirkulation zurückgeführt wird.

7.5 Ergebnisse

Bei der Fallot-Tetralogie mit Pulmonalstenose liegt die perioperative Letalität bei Kindern < 1 Jahr bei 2,8%, danach bei 0,8%.
Die Langzeitergebnisse sind mit 90% Überleben nach 20 Jahren
exzellent. Bei belassenen aortopulmonalen Kollateralen kann
sich allerdings eine pulmonalarterielle Hypertonie mit Verschluss der kleinen Gefäße entwickeln. Die Reoperationsrate
liegt bei etwa 2–18%, zumeist aufgrund einer Restobstruktion
im rechtsventrikulären Ausflusstrakt. Seltenere Ursachen sind
Rest-VSD oder zusätzliche, überwiegend muskuläre VSD oder
noch vorhandene aortopulmonale Kollateralen. Das Risiko eines
Folgeeingriffs ist größer und liegt bei etwa 8–13%.

Bei einer Pulmonalatresie ist die Letalität höher, perioperativ
liegt sie bei 5–20%, hauptsächlich verursacht durch ein Herzversagen. Das Risiko einer primären Unifokalisation ist dabei
nicht größer als das bei einem Vorgehen in mehreren Schritten.
Der weitere Verlauf hängt davon ab, inwieweit noch aortopulmonale Kollateralen verschlossen und pulmonalvaskuläre Stenosen dilatiert werden müssen, und ob bzw. wann ggf. ein VSD-
Verschluss möglich ist. Bislang erscheint ein letztendlicher Verschluss des VSD in den meisten Fällen möglich zu sein. Auch
der pulmonalarterielle Druck und der pulmonalvaskuläre Widerstand scheinen eine Rolle zu spielen, beide sind im Langzeitverlauf in der Hälfte der Fälle erhöht. Bei einem RV:LV-
Druckverhältnis von 0,7 entspricht die Langzeitprognose annä-
hernd der der Fallot-Tetralogie mit Pulmonalstenose, während
diese bei suprasystemischen rechtsseitigen Drücken erheblich
eingeschränkt ist (< 50% in 20 Jahren). Die 3-Jahres-Überle-
bensrate liegt derzeit im Mittel bei etwa 80%.

Reinterventionen an den Neopulmonalarterien sind bei ungefähr einem Viertel der Patienten notwendig, stenosierte Homografts müssen in bis zu 10–20% der Fälle in 10 Jahren ausge-
tauscht werden.

KAPITEL 8

Pulmonalatresie
mit intaktem Ventrikelseptum

Die Pulmonalatresie ohne VSD, im angloamerikanischen Sprachbereich Pulmonalatresie mit intaktem Ventrikelseptum (PA-IVS) genannt, ist relativ selten (< 1% aller angeborenen Herzfehler) und unterscheidet sich morphologisch wesentlich von der Fallot-Situation mit Pulmonalatresie und wird deshalb als eigene Entität betrachtet.

Obwohl die Morphologie durch Hunter [112] bereits 1783 beschrieben wurde, gelangen die ersten erfolgreichen Eingriffe erst 1961 [8, 42, 156]. Die Kombination eines systemisch-pulmonalarteriellen Shunts und einer Erweiterung des Ausflusstrakts wurde sogar erst 1971 durch Bowman et al. [18] beschrieben.

8.1 Anatomie/Pathologie/Pathophysiologie

Das Bild der Pulmonalatresie mit einem intakten Ventrikelseptum umfasst ein Spektrum anatomischer Variationen, das neben der Pulmonalklappe auch die Trikuspidalklappe, den rechten Ventrikel und das Koronarsystem betrifft.

Die atretische Pulmonalklappe ist in der Regel eine membranartige Struktur, die wie eine Klappe mit vollkommen verklebten Klappensegeln aussieht. Der Klappenanulus ist variabel, er kann normal oder hypoplastisch sein, die Pulmonalarterien sind meist normal groß. Die Trikuspidalklappe ist normal strukturiert und bestimmt mit ihrer Größe die Größe des RV. In etwa 30% der Fälle liegt eine funktionelle Trikuspidalklappenstenose durch eine Obliteration der Chordaezwischenräume vor. In seltenen Fällen kann die Trikuspidalklappe auch vollständig fehlen. Der rechte Ventrikel ist überwiegend hypoplastisch, kann aber auch normal oder vergrößert sein. Infolge der Ausflusstraktobstruktion besteht stets eine ausgeprägte trabekuläre Wandhypertrophie. Darüber hinaus liegt ein großer Vorhofseptumdefekt mit einer Vorwölbung des Septum primum nach links vor. Etwa 10% der Patienten weisen schwere Stenosen oder eine Atresie in einer oder mehreren Koronararterien auf. Die Koronararterienabschnitte distal der Stenosen werden über Fisteln vom rechten Ventrikel versorgt, deren Genese bislang nicht klar ist. Koronarfisteln sind bei kleiner Trikuspidalklappe und kleinem RV häufiger.

Aufgrund des obligatorischen Rechts-links-Shunts auf Vorhofebene besteht seit der Geburt eine Zyanose. (Bei einer ausgeprägten Trikuspidalklappeninsuffizienz kann der rechtsventrikuläre Druck auch normal sein.) Die Kinder überleben nur, so lange der Ductus arteriosus offen ist, da nur so eine Lungenperfusion erfolgt. Die Compliance der rechten Kammer ist aufgrund der rechtsventrikulären Hypertrophie niedrig, weswegen die Zyanose auch nach Eröffnung und ggf. Erweiterung des Ausflusstrakts persistieren kann – es sei denn, der Vorhofseptumdefekt wird verschlossen. Die Koronarstenosen bleiben asymptomatisch, so lange im rechten Ventrikel ein hoher Druck herrscht und diese daher über Koronarfisteln retrograd versorgt werden. Wird die Ausflusstraktobstruktion behoben, wird das über die Koronarfisteln versorgte Myokard unterversorgt; eine myokardiale Ischämie ist die Folge.

8.2 Operationsindikation

Aufgrund der fatalen Prognose nach Verschluss des Ductus arteriosus ist eine Operationsindikation nicht nur stets, sondern unmittelbar nach hämodynamischer und metabolischer Stabilisierung gegeben. Zwischenzeitlich werden der Ductus arteriosus über eine Prostaglandin-E_1-Infusion (0,01–0,5 µg/kg/min) offen gehalten und eine O_2-Sättigung von 75–85% angestrebt.

8.3 Operationsverfahren

Abhängig von den anatomischen Variationen bestehen verschiedene chirurgische Vorgehensweisen. Das erste Ziel ist, eine duktusunabhängige Pulmonalisdurchblutung zu schaffen. In der Mehrzahl der Fälle muss hierzu ein Shunt angelegt werden, da aufgrund der schlechten Compliance der rechten Herzkammer auch nach Eröffnung/Erweiterung der Ausflusstrakts eine verminderte Pumpleistung besteht. Als Shunt dient eine 3,5- bis 4-mm-PTFE-Rohrprothese, welche die rechte A. subclavia oder den Truncus brachiocephalicus mit der rechten Pulmonalarterie verbindet. Der Eingriff erfolgt über eine mediane Sternotomie, ist aber auch über eine rechtsseitige Thorakotomie möglich (s. Abschnitt 11.3). Nach Fertigstellung des Shunts kann der Ductus arteriosus ligiert werden.

Ist angiographisch gesichert, dass keine rechtsventrikulär abhängige Koronardurchblutung vorliegt kann der RVOT mit einem transanulären Patch eröffnet werden, damit Ventrikel und Trikuspidalklappe wachsen können. In seltenen Fällen mit normalem Pulmonalklappenanulus und dünner Membran kann diese entlang ihrer rudimentären Kommissuren inzidiert werden. Meistens besteht aber zusätzlich eine infundibuläre Stenose, die die Anlage eines transanulären Erweiterungsflickens erforderlich macht (s. Abschnitt 7.3) (Abb. 8). Von manchen Chirurgen wird die entstehende Pulmonalklappeninsuffizienz auch als vorteilhaft angesehen, da die dadurch resultierende Volumenbelastung des rechten Ventrikels theoretisch auch dessen Wachstum fördern kann. Bei einer ausgeprägten Trikuspidalklappeninsuffizienz bis hin zur Ebstein-Anomalie sollte allerdings eine weitere Volumenbelastung vermieden werden. In dieser Hochrisikogruppe erfolgt eine transanuläre Erweiterung nur, wenn gleichzeitig eine Trikuspidalklappenplastik möglich ist. Der Vorhofseptumdefekt wird je nach RV-Volumen belassen, verkleinert oder verschlossen. Er kann als Überlaufventil dienen und später ggf. interventionell verschlossen werden.

Insbesondere bei initial hypoplastischem Trikuspidalklappenanulus und erheblicher Ausflusstraktobstruktion kann und

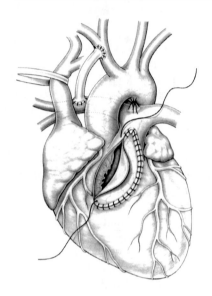

Abb. 8. Anlage eines Shunts und eines transanulären Perikardflickens

sollte später über interventionelle Techniken geprüft werden, ob eine letztendliche 2-Ventrikel-Rekonstruktion möglich ist. Steigt der zentralvenöse Druck bei temporärer Okklusion des Vorhofseptumdefekts und des Shunts mit einem Ballonkatheter auf weniger als 18–20 mmHg, können beide Strukturen verschlossen werden. Wird die temporäre Okklusion nicht toleriert, kann nur eine Single-ventricle-Korrektur (modifizierte Fontan-Operation) oder eine 1½-Ventrikel-Palliation (die A. pulmonalis erhält Blut über den rechten Ventrikel und über eine kavopulmonale Anastomose) erfolgen.

Eine Erweiterung des Ausflusstrakts muss unterbleiben, wenn in einer oder mehreren Koronararterien eine Perfusion über eine rechtsventrikuläre Fistel erfolgt und damit ein Risiko für eine ausgedehnte Myokardischämie besteht. Dies ist v. a. bei Patienten mit engen Trikuspidalklappenanuli und kleinem Kammervolumen der Fall. Die Strategie zielt dann nach der Shuntanlage auf Fontan-Operation oder Herztransplantation.

8.4 Intraoperative Probleme/Komplikationen

Die intraoperativen Komplikationen sind größtenteils mit denen nach Fallot-Korrektur identisch. Ist man sich nicht sicher, ob der Vorhofseptumdefekt verschlossen werden kann, erfolgt zunächst nur ein partieller Verschluss oder es wird eine Tabaksbeutelnaht angelegt, die in der Nähe der interatrialen Furche nach außen geführt und in Abhängigkeit vom zentralvenösen Druck angezogen oder gelockert wird [10] (entspricht Fenestrierungsprinzip bei Fontan-Operation).

8.5 Ergebnisse

Die Frühsterblichkeit liegt bei dieser heterogenen Patientengruppe bei etwa 20%, nach 1 und 2 Jahren leben noch etwa 60%. Nach etwa 3 Jahren ist die Sterblichkeit gegenüber der Normalbevölkerung nur noch gering erhöht. Lediglich die Kinder mit einem extrem großen rechten Ventrikel haben eine sehr schlechte Prognose, etwa 85% versterben innerhalb des ersten Jahrs. Haupttodesursachen sind Herzversagen und Hypoxie. Bei einer 1½-Ventrikel-Palliation scheint der Langzeitverlauf, abgesehen von einer leichten Rechtsherzinsuffizienz, ebenfalls gut zu sein.

Die Inzidenz der Ebstein-Anomalie wird mit 1:20 000 Lebendgeburten angegeben und beträgt <0,5% unter Kindern mit angeborenen Herzfehlern. Obwohl Ebstein [46] die Anomalie schon 1866 beschrieb, gelang es erst 1949, die Diagnose ante mortem zu stellen. Ein Klappenersatz als chirurgische Therapiemaßnahme wurde erstmals 1963 von Barnard u. Schrire vorgeschlagen, kurze Zeit später folgten rekonstruktive Eingriffe [6]. Erste Ansätze für eine Trikuspidalklappenrekonstruktion bei älteren Kindern (nicht Neugeborenen) folgten 1958 von Hunter u. Lillehei [66] und kurz danach von Hardy et al. [61]. Erfolgreiche Eingriffe bei Neugeborenen mit schwerer Zyanose und Azidose unmittelbar nach der Geburt wurden erst in jüngster Zeit berichtet.

9.1 Anatomie/Pathologie/Pathophysiologie

Die 5 wichtigsten chirurgisch relevanten anatomischen Charakteristika wurden von Carpentier et al. [23] beschrieben:

- Das septale und das posteriore Segel der Trikuspidalklappe sind apikalwärts in den rechten Ventrikel verlagert.
- Das anteriore Segel ist zwar an der normalen Position fixiert, aber wesentlich vergrößert und kann multiple Chordaansätze an der Ventrikelwand haben.
- Der „atrialisierte" Anteil des rechten Ventrikels, d.h. der Bereich zwischen dem eigentlichen Trikuspidalklappenanulus und dem Ansatz des septalen und posterioren Segels, ist un-

gewöhnlich dünn und dysplastisch. Der Trikuspidalklappenanulus und der rechte Vorhof sind extrem dilatiert.

▐ Der eigentliche rechte Ventrikel ist verkleinert und weist keine Einflusskomponente auf.

▐ Das Infundibulum ist häufig durch redundantes Gewebe des anterioren Segels oder durch anhaftende Chordae obstruiert.

Laut Carpentier et al. [23] kann die Anomalie in 4 Grade unterteilt werden:

▐ Beim Typ A ist das Volumen des eigentlichen rechten Ventrikels adäquat.

▐ Der Typ B weist eine große atrialisierte Komponente des rechten Ventrikels auf, wobei das große anteriore Segel frei beweglich ist.

▐ Beim Typ C ist das anteriore Klappensegel in seiner Beweglichkeit schwer eingeschränkt und führt zu einer Ausflusstraktobstruktion.

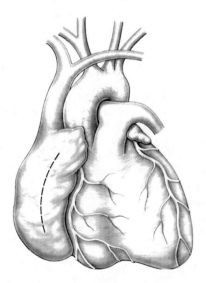

Abb. 9. Ebstein-Malformation mit atrialisiertem rechten Ventrikel; skizzierter chirurgischer Zugang

▌ Typ D weist mit Ausnahme des Infundibulums eine nahezu vollständige Atrialisierung des Ventrikels auf (Abb. 9). Über die anterolaterale Kommissur besteht die einzige Verbindung zwischen atrialisiertem Ventrikel und Infundibulum.

Unter den begleitenden Anomalien ist der Vorhofseptumdefekt, der in 42–60% der Fälle zu finden ist, am häufigsten. Etwa 10% der Patienten haben zusätzlich supraventrikuläre Tachykardien, nicht selten besteht ein WPW-Syndrom. Eine Ebstein-artige Missbildung bei einer linksseitigen Trikuspidalklappe findet sich üblicherweise in Verbindung mit einer korrigierten Transposition der großen Gefäße, einem Ventrikelseptumdefekt und einer Pulmonalstenose. Nichtkardiale Fehlbildungen, wie Gesichts- und Kiefermissbildungen, eine linksseitige Nierenagenesie, ein Megakolon, Leistenhoden und bilaterale Leistenhernien, können ebenfalls assoziiert sein.

Das pathophysiologische Spektrum bzw. das klinische Bild ist sehr weit, es reicht von asymptomatisch bis kritisch. Symptomatische Neugeborene weisen eine massive Herzvergrößerung mit einer konsekutiven Hypoplasie beider Lungen auf. Aufgrund der Ineffektivität des rechten Ventrikels entwickeln sich eine funktionelle Pulmonalatresie und eine duktusabhängige Lungenperfusion. Der Rechts-links-Shunt über dem offenen Foramen ovale ist zumeist restriktiv, trotzdem entstehen eine schwere Zyanose und durch die eingeschränkte linksseitige Pumpfunktion eine metabolische Azidose.

9.2 Operationsindikation

Während sich die Indikationsstellung bei älteren Kindern und Erwachsenen auf symptomatische Fälle im NYHA-Stadium III–IV mit progressiver Zyanose und Arrhythmien beschränkt, ist die Operationsindikation für Kleinkinder kaum definiert. Neonaten, die sich auf eine Prostaglandingabe, Inotropikagabe und Beatmung nicht bessern, sterben ohne chirurgische Intervention. Kinder, die sich darunter bessern, können sich jedoch durch den abnehmenden Lungenwiderstand über Wochen halten, bis man schließlich sogar einen Auslassversuch mit den Prostaglandinen unternehmen kann. Ohne Begleitanomalien erreichen etwa 70% der Kinder das 2. Lebensjahr, mit Begleitanomalien nur etwa 15%. Nach dieser Zeit ist die Prognose sehr günstig, weswegen man mit einer generellen Operationsindikation eher zurückhaltend sein sollte.

9.3 Operationsverfahren

Operationstechnisch gibt es 2 verschiedene Ansätze, d.h. es kann sowohl eine Separation des rechten Vorhofs von der Kammer als auch ein Trikuspidalklappeneingriff erfolgen.

Bei funktioneller, aber nicht anatomischer Pulmonalatresie kann das Trikuspidalostium mit einem PTFE- oder Perikardflicken verschlossen werden, wobei der Koronarsinus zu beiden Seiten des Flickens liegen kann. (Hierin begründet sich auch das Hauptproblem dieser Operationstechnik, die Gefahr der rechtsventrikulären Überdehnung). Das Vorhofseptum wird exzidiert, sodass eine Single-ventricle-Situation entsteht. Die Lunge erhält ihr Blut über einen aortopulmonalen 4-mm-Shunt. Zusätzlich kann der rechte Vorhof durch Plikatur verkleinert werden. Nach erfolgreicher Palliation wird dann im weiteren Verlauf eine Fontan-Operation angestrebt [115, 131].

Bei den schon früh eingeführten biventrikulären Rekonstruktionsverfahren, die mit einigen Modifikationen bis heute gültig und bei etwa 75% der Kinder möglich sind, wird der atrialisierte Ventrikelanteil über einen rechtsatrialen Zugang durch Transposition der verlagerten septalen und posterioren Segel an seine normale Stelle obliteriert. Der Vorhofseptumdefekt wird verschlossen, und die redundante Vorhofwand wird plikiert (Abb. 10). Zusätzlich können akzessorische Bahnen eines Präexzitationssyndroms aufgesucht und durchtrennt werden [40]. Bei ausgeprägten Formen kann die Methode jedoch versagen, weil das septale Segel und der mediale Teil des posterioren Segels nicht beliebig transponiert werden können (das Septum kann nicht

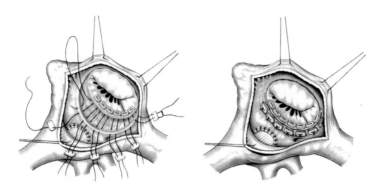

Abb. 10. Die atrialisierten Segel (septal und posterior) werden am Anulus fixiert und das (häufig vorhandene) Foramen ovale verschlossen

im gleichen Maß wie die freie Ventrikelwand plikiert werden) und der exkludierte Ventrikelanteil mit dem Restventrikel in Verbindung bleibt. Eine weitere Technik stammt von Carpentier et al. [23], die das anteriore und posteriore Segel abtrennten, den atrialisierten Kammerteil plikierten und nachfolgend die Segel am verkleinerten Anulus wieder reinserierten.

Letztendlich ist auch ein Trikuspidalklappenersatz möglich, der jedoch in den frühen Serien mit einem hohen Risiko für einen AV-Block einherging. Aus diesem Grund schlugen Barnard u. Schrire [6] eine atriale Implantation der Klappe vor, wobei der Koronarsinus in den Ventrikel dräniert – dies ist heutzutage obsolet. Eine weitere Möglichkeit besteht darin, einen pulmonalen Homograft in einem Dacronrohr zu befestigen und dieses am Trikuspidalklappenanulus (bzw. im His-Bündel-Bereich am septalen Segel) zu befestigen [98].

9.4 Intraoperative Probleme/Komplikationen

Bei Neugeborenen ist das Hauptproblem das Low-output-Syndrom durch den Mangel an intakter rechtsventrikulärer Muskelmasse. Supraventrikuläre Rhythmusstörungen erfordern gelegentlich eine Ablation (s. oben). Ein AV-Block III kann bei adäquater Operationstechnik heutzutage weitgehend vermieden werden.

9.5 Ergebnisse

Bei Neugeborenen ist die Letalität sehr hoch, sie liegt über 50%. Aufgrund der wenigen Langzeitüberlebenden kann man über die Prognose keine sichere Aussage machen. Nach dem ersten Lebensjahr ist das Risiko insbesondere bei Trikuspidalklappenrekonstruktion niedrig, es liegt bei etwa 5%. In dieser Patientengruppe ist, wie auch bei Erwachsenen, die Langzeitprognose überaus günstig.

KAPITEL 10

Double outlet right ventricle

Double outlet right ventricle (DORV) ist ein angeborener Herzfehler mit einem großen Spektrum anatomischer Varianten. Eine DORV-Situation kann z. B. sowohl bei Fallot-Tetralogie als auch bei einer Transposition der großen Arterien auftreten, welche per se anatomisch und physiologisch vollkommen verschieden sind und auch unterschiedlich chirurgisch versorgt werden.

Die erste erfolgreiche Korrektur eines DORV mit Fallot-Konfiguration gelang 1957 Kirklin et al. [74]. Die erste Korrektur bei TGA-Konfiguration ist nicht exakt nachvollziehbar, frühe Berichte stammen von Daicoff u. Kirklin [37], Kawashima et al. [70] und Patrick u. McGoon [111].

Mittlerweile werden in Deutschland jährlich etwa 80 Kinder mit dieser Diagnose operiert, wovon 50% < 1 Jahr sind.

10.1 Anatomie/Pathologie/Pathophysiologie

DORV bedeutet, dass beide großen Arterien, also Aorta und Pulmonalarterie, aus dem rechten Ventrikel entspringen. Diese Definition birgt jedoch Schwierigkeiten, wenn man den DORV mit anderen Anomalien wie z. B. der Fallot-Tetralogie oder der TGA vergleicht. Daher wird ein DORV auch dadurch definiert, dass beide großen Arterien ganz oder mindestens zu 50% aus dem rechten Ventrikel entspringen. Eine über 50%ige Dextroposition der Aorta in Verbindung mit einer Fallot-Konstellation kann demnach als Fallot-Tetralogie mit DORV oder als DORV mit subaortalem Ventrikelseptumdefekt und Pulmonalstenose bezeichnet werden. Eine umfassendere pathologische Definition schließt die aortomitrale fibröse Kontinuität ein, die bei Fallot-Tetralogie vorhanden ist und beim DORV fehlt. Analoges gilt für die Unterscheidung des DORV von der TGA, d.h. auch hier können, zumindest theoretisch, die 50%-Regel und die pulmonomitrale fibröse Kontinuität zur Differenzierung angewandt werden. Liegen mehr als 50% der Pulmonalarterie über dem linken Ventrikel bzw. ist eine pulmonomitrale fibröse Kontinuität vorhanden, handelt es sich um eine TGA und kein DORV. Beide morphologischen Gesichtspunkte sind allerdings für den Chirurgen weder exakt erkennbar noch sehr relevant.

In etwa drei Viertel der Fälle herrschen weitgehend normale Verhältnisse, d.h. die Aorta liegt weiter rechts und etwas weiter posterior als die Pulmonalarterie (Fallot-Konstellation) oder die Arterien liegen nebeneinander. Bei der Taussig-Bing-Anomalie [137, 143] liegen die Aorten- und die Pulmonalklappe nebeneinander und auf gleicher Höhe und werden durch subaortale bzw. subpulmonale Koni von der AV-Klappe getrennt. Es besteht ein großer subpulmonaler Ventrikelseptumdefekt, der jedoch nicht an die Pulmonalklappe grenzt, sondern durch das Konusseptum separiert wird. Die Aorta entspringt ganz aus dem rechten Ventrikel, während die Pulmonalklappe über dem Ventrikelseptum reitet. Nur in einem Viertel der Fälle entspringt die Aorta anterior der Pulmonalarterie (TGA-Konstellation mit D-Loop).

Der DORV ist nahezu immer mit einem Ventrikelseptumdefekt assoziiert. Hierbei werden 4 verschiedene Septumdefekttypen unterschieden, die aber keine Aussage hinsichtlich der Operationsmethode erlauben [84]:

▌ Ein subaortaler Ventrikelseptumdefekt (etwa 50%) liegt konoventrikulär oder unmittelbar unter der Aortenklappe. Ein subpulmonales Infundibulum ist stets ausgebildet (in 75% der Fälle ist bilateral ein Infundibulum vorhanden), Anatomie und Physiologie entsprechen der Fallot-Situation.

▌ Ein subpulmonaler Ventrikelseptumdefekt (etwa 25%) liegt im Konusseptum direkt unter der Pulmonalklappe entsprechend einer TGA-Konstellation und kann perimembranös sein oder einen muskulären posteroinferioren Randsaum besitzen. Hier liegt stets ein subaortales Infundibulum vor (in 50% der Fälle ist bilateral ein Infundibulum vorhanden).

█ Ein Doubly-committed-Ventrikelseptumdefekt (etwa 5%) liegt in der Mitte zwischen der Aorten- und der Pulmonalklappe.

█ Alle anderen Ventrikelseptumdefektformen werden als non-committed (etwa 20%) bezeichnet. Am häufigsten findet sich ein solcher Defekt im Inlet-Septum, d. h. es liegt ein Ventrikelseptumdefekt vom AV-Kanal-Typ vor.

Mit einem DORV können nahezu alle anderen Fehlbildungen assoziiert sein. Neben einem hypoplastischen linken Ventrikel und einer Mitralatresie/-stenose finden sich gehäuft eine AV-Klappenbildung und eine Aortenisthmusstenose.

Der klinische Verlauf bei einer Fallot-Konstellation entspricht der bei Fallot-Tetralogie, d. h. er wird durch das Ausmaß der Ausflusstraktobstruktion bestimmt, welche bei diesen Patienten meist vorliegt. Bei geringer Obstruktion ist ein Pink Fallot möglich, bei ausgeprägter Ausflusstraktobstruktion sind zyanotische Synkopen vorhanden. Bei der TGA-Konstellation ist die Sauerstoffsättigung in der Regel kein Problem, jedoch droht aufgrund des zumeist nichtrestriktiven Ventrikelseptumdefekts eine pulmonalarterielle Hypertonie.

10.2 Operationsindikation

Da sich ein DORV spontan nicht zurückbildet und der Spontanverlauf und die Prognose dem eines Ventrikelseptumdefekts bei der Fallot-Konstellation bzw. dem einer TGA entsprechen, ist bei Vorliegen der Diagnose stets eine Operationsindikation gegeben. Die Korrektur erfolgt möglichst im Neugeborenenalter und spätestens innerhalb von 6 Monaten, außer bei extrakardialen Conduits, die besser später, möglichst erst im Alter von 3 Jahren, angelegt werden.

10.3 Operationsverfahren

Das Operationsverfahren hängt vom Alter und vom Gewicht des Kindes, von der Größe der Ventrikel, von der Lage der großen Gefäße, der Lage der Pulmonalklappe zur Trikuspidalklappe, der Lage des Ventrikelseptumdefekts und vom Verlauf der Koronararterien ab.

Bei einem einfachen DORV mit subaortalem VSD (Fallot-Konstellation) oder bei Vorliegen eines Doubly-committed-VSD ist in der Regel eine intraventrikuläre Korrektur möglich. In diesem Fall liegen die Pulmonalklappe und die Trikuspidalklappe weit auseinander, sodass eine Tunneloperation erfolgen kann. Mit Hilfe einer Prothese wird im rechten Ventrikel ein Tunnel geschaffen, der das Blut vom linken Ventrikel durch den VSD in die Aorta führt. Das Blut des rechtsventrikulären Ausflusstrakts fließt um den Tunnel herum zur Pulmonalklappe. Ein prominentes Konusseptum schließt eine Tunneloperation nicht aus, da es reseziert werden kann, so lange keine mitralen Chordae daran ansetzen. Ein langes Konusseptum kann jedoch mit einem verkürztem Abstand von Pulmonal- und Trikuspidalklappe assoziiert sein, was eine Tunneloperation unmöglich macht (s. unten). Liegt eine subpulmonale Stenose vor, kann diese in der Regel ebenfalls reseziert werden, alternativ werden ein Vorgehen wie bei der Fallot-Korrektur gewählt und der Ausflusstrakt erweitert.

Ein DORV mit einem subpulmonalen VSD (TGA-Konstellation, Taussig-Bing-Anomalie) wird am besten durch einen VSD-Verschluss und eine arterielle Switchoperation behandelt, da atriale Umkehroperationen schlechtere Ergebnisse zeigten. Eine bikuspide Pulmonalklappe stellt hierbei keine Kontraindikation dar, weil die Alternativen mit einem höheren Risiko bzw. einer schlechteren Langzeitprognose assoziiert sind. In diesen Fällen ist der Abstand zwischen Pulmonal- und Trikuspidalklappe geringer als der Durchmesser der Aortenklappe, sodass bei einer Tunneloperation eine subaortale Tunnelstenose entstehen würde. Ist ein Switch aufgrund einer ausgeprägten Subpulmonalklappenstenose kontraindiziert, kann eine Tunneloperation in Kombination mit einem Conduit vom rechten Ventrikel zur

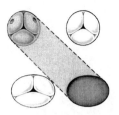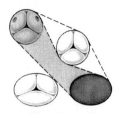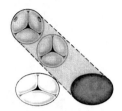

Abb. 11. Bei weit voneinander entfernter Pulmonal- und Trikuspidalklappe kann eine Tunneloperation erfolgen (links), beträgt der Abstand weniger als der Aortendurchmesser, droht im Verlauf eine Subaortenstenose (Mitte); liegen Pulmonal- und Trikuspidalostium eng beieinander, erfolgen eine arterielle Switchoperation oder eine Tunneloperation plus Anlage eines RV-pulmonalen Conduits (rechts)

Pulmonalarterie (Rastelli-Operation [119]) erfolgen (Abb. 11). Alternativ sind die Verfahren von Kawashima et al. [70], Lecompte et al. [81] und Nikaidoh [107] möglich. Hierbei muss allerdings der Koronarverlauf beachtet werden. Verläuft die linke Koronararterie vor der Pulmonalarterie über das Infundibulum, was für eine TGA-Konstellation typisch ist, kann dort keine Inzision erfolgen. Der rechtsventrikuläre Zugang kann in diesem Fall nur weiter apikal erfolgen und macht nachfolgend eine intraventrikuläre Rekonstruktion ohne Conduit unmöglich.

Das optimale Vorgehen bei einem DORV mit einem AV-Kanal-VSD ist umstritten. Zumeist wird eine Vergrößerung des VSD vorgeschlagen, um nachfolgend eine Tunneloperation durchführen zu können.

10.3.1 Tunneloperation

Der Eingriff erfolgt über eine mediane Sternotomie und mit extrakorporaler Zirkulation unter bikavaler Kanülierung, wobei ein Stück Perikard gewonnen und in 6%igem Glutaraldehyd fixiert wird. Im kardioplegischen Herzstillstand wird zunächst das Infundibulum wie bei Fallot-Tetralogie längs (ggf. auch quer) inzidiert, wobei auf die Erhaltung der Koronargefäße einschließlich eines meist vorhandenen langen Konusasts geachtet werden sollte.

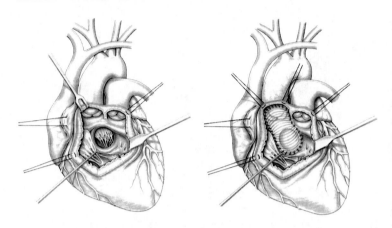

Abb. 12. Tunneloperation: Dacronflicken verbindet subaortalen Ventrikelseptumdefekt mit Aortenanulus

Zunächst werden die Lage des Ventrikelseptumdefekts, die Länge des Konusseptums sowie der daran anhaftenden Chordae der Trikuspidalklappe analysiert. Im Fall einer Subpulmonalstenose wird das Konusseptum exzidiert, was die Stenose in der Regel bessert. Ein möglicherweise restriktiver Ventrikelseptumdefekt kann nach superior, anterior und links erweitert werden. Am Konus anhaftende Chordae werden abgelöst und später am Flicken des Ventrikelseptumdefekts reinseriert.

Entlang des geplanten Tunnels vom Ventrikelseptumdefekt zum Aortenklappenanulus werden bei Kleinkindern filzverstärkte Matratzennähte vorgelegt, um residuale Ventrikelseptumdefekte durch Nahtausrisse zu vermeiden. Bei älteren Kindern empfiehlt sich aufgrund der großen Nahtlänge eine fortlaufende Nahttechnik. Für den Tunnel selbst werden ein PTFE- oder Dacronprothesenrohr, welches etwa 20% größer als die Aorta sein sollte, passend zurecht geschnitten. Der Verschluss der Ventrikulotomie erfolgt stets mit einem Perikardflicken, wobei dieser bei einem hypoplastischen Pulmonalklappenanulus transanulär angelegt werden muss (Abb. 12).

10.3.2 Arterielle Switchoperation

Das operative Vorgehen entspricht dem der normalen Switchoperation. Der Eingriff erfolgt mit hypothermem Low flow, wobei die intrakardialen Schritte auch im Kreislaufstillstand operiert werden können. Beide großen Arterien werden oberhalb der Klappensinus quer durchtrennt und die Koronararterienostien aus den Klappensinus der Aortenklappe exzidiert. Im Gegensatz zu der anteroposterioren Stellung der Koronararterien bei der normalen TGA findet sich häufig eine Seit-zu-Seit-Stellung in Verbindung mit anomalen Koronarabgängen. So entspringen beide Koronararterien nicht selten anterior aus einem gemeinsamen Ostium oder die rechte Koronararterie und die Zirkumflexarterie entspringen gemeinsam dorsal, während der RIVA anterior abgeht. In jedem Fall ist eine sehr ausgedehnte Mobilisation notwendig, ggf. muss eine Koronararterie durch ein „Perikardrohr" verlängert werden, da Spannung an den Anastomosen zu Blutungen und zu einer myokardialen Ischämie führen kann. Anschließend werden die Koronarostien über ihre Buttons in den korrespondierenden Klappensinus der Pulmonalklappe nach dortiger Inzision reinseriert. Die Klappensinus der Aortenklappe werden mit Hilfe eines glutaraldehydfixierten Perikardflickens rekonstruiert. Dieser wird zumeist etwas größer gewählt, da die Pulmonalarterie häufig größer als die Aorta ist. Liegt diese etwas anterior der Pulmonalarterie, sollte das Lecompte-Manöver [81] durchgeführt werden, durch das die Pulmonalarterie vor der Aorta ascendens zu liegen kommt. Hierbei darf jedoch keine Kompression der Koronararterien erfolgen. Abschließend werden die Kontinuität der Neoaorta und die der Neopulmonalarterie durch eine End-zu-End-Anastomose hergestellt. Hierbei kann es nützlich sein, die pulmonale Anastomose in die rechte Pulmonalarterie hineinzuverlagern und die Pulmonalisbifurkation partiell zu verschließen.

Der Ventrikelseptumdefekt kann durch die anteriore oder posteriore Semilunarklappe, durch den rechten Vorhof oder auch durch den rechten Ventrikel verschlossen werden. Wenn eine subaortale Einengung besteht, eignet sich besonders eine rechte Ventrikulotomie für den Verschluss des Septumdefekts, sie dient dann auch zur Erweiterung des Ausflusstrakts. Da der Defekt zumeist sehr weit links und anterior liegt, ist die Exposition in der Regel schlecht. Zur Sicherheit empfiehlt es sich, große Stiche mit filzverstärkten Nähten anzulegen. Der Vorhofseptumdefekt bzw. ein offenes Foramen ovale können bei nur selten verwendeter singulärer venöser Kanülierung während eines kurzen Kreislaufstillstands verschlossen werden.

10.3.3 Rastelli-Operation

Ist der Abstand zwischen Pulmonal- und Trikuspidalklappe kleiner als der Durchmesser der Aorta und besteht ein hohes Risiko einer Subaortenstenose, muss der Tunnel über das Pulmonalostium hinweg zur Aortenklappe geführt werden. Der Pulmonalarterienhauptstamm wird abgesetzt und erhält sein Blut über einen Homograft oder ein Klappen tragendes Dacronconduit, welches in den rechten Ventrikel implantiert wird (Abb. 13).

Alternativ können die Pulmonalarterien ausgedehnt mobilisiert, unter Durchtrennung der Aorta nach vorne gebracht (Lecompte-Manöver [81]) und direkt in die Ventrikulotomie unter Verwendung eines Perikardflickens inseriert bzw. damit anastomosiert werden (réparation à l'étage ventriculaire).

10.3.4 Aortale Translokation (Nikaidoh-Operation [107])

Diese Operationstechnik ist für DORV/TGA-Anomalien mit pulmonaler Stenose einschließlich einer Anulushypoplasie gedacht. Die Aortenwurzel wird einschließlich der Aortenklappe analog der Ross-Operation aus dem rechten Ventrikel exzidiert. Die Koronararterien werden wie bei der Switchoperation mobilisiert. Nach Absetzen der Pulmonalarterie wird die Pulmonalklappe exzidiert. Das Konusseptum und damit der Oberrand des Ventrikelseptumdefekts werden entfernt, was eine Lageveränderung zur Folge hat. Die Aortenwurzel wird nach hinten verlagert, sodass sie über dem linken Ventrikel zu liegen kommt, und der Ventrikelseptumdefekt wird mit einem Flicken

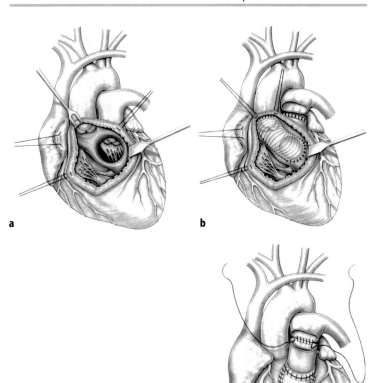

Abb. 13 a–c. Bei der Rastelli-Operation wird die Pulmonalarterie abgesetzt (**a**) und proximal übernäht (**b**), die distale Pulmonalarterie wird über einen Homograft mit dem rechten Ventrikel verbunden (**c**)

verschlossen, welcher an der Aortenwurzel verankert wird. Abschließend wird die Pulmonalarterie in die rechtsseitige Ventrikulotomie inseriert.

10.4 Intraoperative Probleme/Komplikationen

Bei der Tunneloperation können die muskulär gestochenen Nähte ausreißen und Ventrikelseptumdefekte entstehen. Vor allem am Aortenklappenanulus ist es wichtig, den Klappenring zu stechen, wobei die Taschenklappen nicht verletzt werden dürfen.

Verläuft der RIVA über die engste Stelle des Infundibulums, stellt dies eine Kontraindikation für eine Tunneloperation ohne Conduit dar. Die rechtsventrikuläre Inzision muss dann weiter apikalwärts gelegt werden. Die Verbindung vom rechten Ventrikel zur Pulmonalarterie erfolgt mit Hilfe eines aortalen Homografts, da pulmonale Homografts in der Regel zu kurz sind. Eine REV-Operation ist aufgrund des großen Abstands zwischen rechtsventrikulärer Inzision und Pulmonalarterie in der Regel nicht möglich.

Bei intrakardialer Korrektur besteht die Gefahr von Rhythmusstörungen, wobei insbesondere AV-Blöcke gebildet werden können.

10.5 Ergebnisse

Das durchschnittliche Letalitätsrisiko bei Kindern < 1 Jahr liegt bei 6,3%, bei älteren Kindern bei 3,2%. Die überaus große Heterogenität macht eine globale Risikoaussage wenig relevant. So beträgt die Frühletalität bei der Tunneloperation etwa 11%, beim Rastelli-Verfahren wesentlich mehr und bei der Switchoperation weniger.

Die Langzeitergebnisse sind gut, nach 10 Jahren leben 90–95% aller Kinder, wobei frühzeitige Korrekturen die besten Überlebensraten aufweisen. Die Reoperationsrate liegt dabei bei etwa 10–12%.

KAPITEL 11

Trikuspidalklappenatresie, univentrikuläre und funktionell-univentrikuläre Herzen

Wirkliche univentrikuläre Herzen mit nicht determinierter Morphologie sind extrem selten. Viel häufiger findet sich eine funktionell-univentrikuläre Situation. Das Paradebeispiel hierfür ist die Trikuspidalklappenatresie. Zahlreiche andere Vitien, für die keine biventrikuläre Rekonstruktion möglich ist, werden in identischer Weise angegangen. Das hypoplastische Linksherzsyndrom wird in einem eigenen Kapitel behandelt.

Die chirurgische Therapie der funktionell-univentrikulären Herzen begann mit dem palliativen Pulmonalarterienbanding und dem Blalock-Taussig-Shunt [15]. Danach folgte die direkte Verbindung von systemischen Venen und Lungenarterien, die Glenn-Anastomose [55]. Die weiterführende definitive Versorgung, die Fontan-Operation [50], folgte 1968 (erst 1971 publiziert) (Fenestrierung [19] erst 1989) und hat sich gegenüber einer Septierungsoperation [45] durchgesetzt. Das initiale Fontan-Verfahren [50], welches auf der Verwendung eines Klappen tragenden Conduits beruhte, wurde zunächst von Bjork et al. [12] modifiziert und schließlich 1986 in die gegenwärtige Technik [69] umgewandelt.

Mittlerweile werden in Deutschland etwa 170 Fontan-Operationen jährlich vorgenommen, wobei die Kinder bei ihren ersten Korrektureingriffen (bidirektionale kavopulmonale Anastomose) < 1 Jahr alt sind.

11.1 Anatomie/Pathologie/Pathophysiologie

Bei der Trikuspidalklappenatresie liegt keine Mündung des rechten Vorhofs in einen Ventrikel vor, das Trikuspidalklappengewebe kann vollkommen fehlen. Stets besteht ein Vorhofseptumdefekt, ohne den kein Überleben möglich ist. Der Inlet-Bereich des rechten Ventrikels fehlt, der trabekularisierte Bereich ist geringer ausgebildet. Nur das Infundibulum ist immer vorhanden, wobei zumeist eine Verbindung zum linken Ventrikel über einen Ventrikelseptumdefekt besteht. Dieser ist oder kann im Verlauf restriktiv werden. Die großen Arterien können normal angeordnet sein (Typ I) oder es kann eine Transposition der großen Gefäße vorliegen (Typ II, etwa 30%). Beide Arterien können auch gemeinsam aus dem linken Ventrikel entspringen (DOLV: Double outlet left ventricle). Eine weitere Klassifizierung ist anhand der Behinderung des pulmonalen Blutflusses möglich, wobei „a" eine Pulmonalklappenatresie, „b" eine Pulmonalklappenstenose und „c" einen ungehinderten Fluss durch die Pulmonalklappe bedeuten. Am häufigsten liegen die Typen Ib, Ia, IIc und IIb vor.

Beim Single left ventricle, der als D- und L-Loop vorkommt, ist der rudimentäre rechte Ventrikel über ein Foramen bulboventriculare (persistierende embryonale Verbindung zwischen beiden primitiven Ventrikeln und dem Bulbus cordis) verbunden. Beide AV-Klappen münden in den linken Ventrikel (DILV: Double inlet left ventricle), wobei die Trikuspidalklappe über das Septum auch in den rudimentären Ventrikel reichen kann. Die großen Gefäße können normal oder transponiert und einzeln oder beide aus dem linken oder sogar noch häufiger aus dem rudimentären rechten Ventrikel abgehen. Die häufigste anatomische Variante scheint die (S,L,L)-Form (entspricht der kongenital korrigierten TGA) zu sein, die (S,D,D)-Form (entspricht der einfachen TGA) und das Holmes-Herz [64] (morphologisch univentrikuläre Herzen links mit normal zueinander stehenden großen Arterien) sind extrem selten. Eine Obstruktion des arteriellen oder pulmonalen Blutflusses ist fast immer vorhanden, wobei in >50% der Fälle eine pulmonale oder subpulmonale Stenose oder eine Atresie vorliegen. Bei einer aortalen Ausflusstraktobstruktion finden sich häufig zusätzliche aortale Stenosen, d.h. ein hypoplastischer Bogen und/oder eine Isthmusstenose.

Der Single right ventricle ist wesentlich seltener, wenn man von Heterotaxiesyndromen absieht. Ein rudimentärer linker Ventrikel kann über einen Ventrikelseptumdefekt verbunden sein, jedoch entspringen die großen Arterien nur extrem selten daraus. Der häufigste anatomische Subtyp ist die (S,D,D)-Form, d.h. beide großen Gefäße entspringen in D-Transpositionsstellung aus dem singulären rechten Ventrikel (DORV: Double outlet right ventricle). Auch hier findet sich eine Ausflusstraktobstruktion wesentlich häufiger pulmonal als aortal.

Heterotaxiepatienten (fehlerhafte Rechts-links-Differenzierung) weisen ebenfalls in der Mehrzahl der Fälle einen singulären rechten Ventrikel auf. Nahezu immer findet sich dann auch ein Endokardkissendefekt, d.h. die AV-Klappen weisen eine AV-Kanalmorphologie mit einem gemeinsamen Ostium auf. Venöse Anomalien sind nicht selten, v.a. bilaterale obere Hohlvenen und Lungenvenenfehlmündungen.

Bei einer Single-ventricle-Physiologie sind der Systemkreislauf, der Pulmonalkreislauf und das Koronarsystem parallel geschaltet. Der Fluss in die einzelnen Bereiche hängt von den jeweiligen nachgeschalteten Widerständen ab. Entscheidend ist häufig der Grad der Pulmonalstenose. Patienten mit einer Pulmonalklappenatresie zeigen nach der Geburt, wenn sich der Ductus arteriosus verschließt, eine schwere Zyanose, aber keine Herzinsuffizienz; Patienten ohne Pulmonalstenose entwickeln innerhalb der ersten Wochen bis Monate eine schwere Herzinsuffizienz, aber keine Zyanose; und manche Patienten haben gerade das richtige Maß an Pulmonalklappenstenose und bleiben über eine lange Zeit asymptomatisch. Das Ausmaß einer Ausflussbahnstörung kann aber durch einen persistierenden Ductus arteriosus maskiert sein. Aus diesem Grund orientiert sich das Management dieser Patienten am pulmonalen Blutfluss, wobei sich eine Einstellung der arteriellen O_2-Sättigung durch die Beatmung bzw. die Oxygenierung auf etwa 70–80% (QP/QS = 1:1–2:1) als optimal gezeigt hat. Höhere Sättigungen, die auf einen höheren pulmonalen Blutfluss hinweisen, sind für die systemische und myokardiale Perfusion nachteilig.

Für die einzelnen Kreisläufe ist auch das Foramen bulboventriculare bedeutsam. Es wird meist zunehmend restriktiv, was besonders für Typ II, d. h. TGA-Konstellationen, nachteilig ist.

11.2 Operationsindikation

Eine Operationsindikation ist in jedem Fall gegeben, da die Prognose ohne adäquate Intervention schlecht ist. Ohne Operation stirbt die Mehrzahl der Kinder an einer Herzinsuffizienz oder einer chronischen Hypoxie. Patienten mit balancierter Hämodynamik (durch eine Pulmonalklappenstenose) können zwar das Erwachsenenalter erreichen, oft entwickelt sich aber eine Eisenmenger-Reaktion und dann ist meist nur noch eine Herz-Lungen-Transplantation möglich.

Bei einer Single-ventricle-Situation müssen in der Neonatalzeit zunächst die systemische und die pulmonale Perfusion optimiert werden. Angestrebt wird ein pO_2 >30 mmHg. Dies gelingt zunächst am einfachsten durch ein Offenhalten des Ductus arteriosus mittels Prostaglandin E1. Liegt eine Einengung der Lungenvenen vor, hilft nur eine unmittelbare operative Intervention.

In der Neonatalzeit wird bei inadäquater pulmonaler Durchblutung zunächst ein aortopulmonaler Shunt angelegt. Bei exzessivem pulmonalem Blutfluss und fehlender systemischer Ausflusstraktobstruktion ist ein Banding indiziert, um einer pulmonalvaskulären Widerstandserhöhung vorzubeugen und eine Volumenüberladung des Systemventrikels zu vermeiden. Eine systemische Ausflusstraktobstruktion ist meistens Folge einer restriktiven interventrikulären Kommunikation, wenn die Aorta aus dem rudimentären Ventrikel entspringt (begleitend findet sich dann zumeist auch eine Einengung im Aortenbogen). In diesen Fällen wird die Pulmonalarterie mit der Aorta nach Damus-Kaye-Stansel [39, 71, 130] anastomosiert. Ein alternatives Verfahren bei einer subaortalen Obstruktion im Sinne eines restriktiven Foramen bulboventriculare besteht darin, die interventrikuläre Verbindung zu erweitern und den Pulmonalfluss anschließend durch ein Banding zu limitieren [113]. Der Vorteil dieser Vorgehensweise besteht darin, dass beim Banding die Lunge nur in der Systole durchblutet wird und durch den höheren diastolischen Druck eine bessere Koronardurchblutung erfolgt. Bei einem systemischen Shunt wird die Lunge während des ganzen Herzzyklus durchblutet und der diastolische Blutdruck liegt – zumindest theoretisch – niedriger. Da der Hypertrophiereiz durch die Druckbelastung des Ventrikels und damit die Einengung des Foramen bulboventriculare bei der Damus-Kaye-Stansel-Variante geringer ist, erscheint diese Methode vorteilhafter zu sein.

Nach der Neugeborenenphase muss bei den operierten Kindern das Management daraufhin ausgerichtet werden, eine Herzinsuffizienz zu vermeiden und eine „Fontan-Zirkulation" anzustreben. Innerhalb der ersten 6 Monate sollten Rezidivstenosen oder neue Engstellungen im Aortenbogen und subaortal, eine Verschlechterung der AV-Klappenfunktion, eine pulmonalaraterielle Widerstandserhöhung sowie eine systemischpulmonale Kollateralenbildung ausgeschlossen bzw. therapeutisch angegangen werden.

Im weiteren Verlauf, in der Regel nach etwa 6 Monaten, werden eine Reduzierung der Volumenbelastung des singulären Ventrikels und eine physiologische Teilung der Blutkreisläufe in einen Lungen- und einen Systemkreislauf durch Anlage einer kavopulmonalen Verbindung angestrebt. Dies kann in einem oder zwei Schritten erfolgen. Erscheint eine vollständige Korrektur als zu risikoreich, wird zunächst ein bidirektionaler kavopulmonaler Shunt nach Glenn [55] angelegt (klassischer Glenn-Shunt: Anastomose der durchtrennten oberen Hohlvene mit der durchtrennten rechten Pulmonalarterie). Alternativ kann eine „Hemi-Fontan-Operation" [44, 109] erfolgen, bei welcher eine erneute Präparation der oberen Hohlvene im Rahmen der Fontan-Komplettierung vermieden wird.

Nach Besserung der Risikokonstellation folgt dann, zumeist im Alter von etwa 2–4 Jahren, die vollständige Korrektur, die modifizierte Fontan-Operation. Risikofaktoren bei einer geplanten Fontan-Korrektur sind ein pulmonalvaskulärer Widerstand >2 WU×m² Körperoberfläche, ein Pulmonaldruck >15 mmHg, das Vorliegen einer linksseitigen AV-Klappenatresie und einer gemeinsamen AV-Klappe, sowie eine Distorsion der Pulmonalarterie. Ein junges Alter allein sollte eine Fontan-Korrektur nicht ausschließen.

Bei einem pulmonalvaskulären Widerstand von 2–4 WU×m² sollte trotzdem eine bidirektionale kavopulmonale Anastomose angelegt werden und danach eine hämodynamische Evaluation erfolgen, um die Möglichkeit einer nachfolgenden Fontanisierung zu prüfen. Ein pulmonalvaskulärer Widerstand >4 WU×m² wird als Kontraindikation angesehen.

10 Gebote für die Fontan-Korrektur:
∎ mittlerer pulmonalarterieller Druck 15 mmHg
∎ pulmonalvaskulärer Widerstand <4 WU×m²
∎ normale Pumpfunktion des Systemventrikels (EF = 0,6)
∎ kompetente AV-Klappe
∎ Mindestalter 4 Jahre*
∎ Sinusrhythmus*
∎ normale Dränage der Hohlvenen*
∎ normale Größe des rechten Vorhofs*
∎ Verhältnis der Durchmesser von Pulmonalarterie zur Aorta* 0,75
∎ keine Komplikationen seitens der ehemaligen Shuntstelle*.

---

* Heutzutage nicht mehr gültig.

11.3 Operationsverfahren

11.3.1 Aortopulmonaler Shunt

Für den modifizierten Blalock-Taussig-Shunt wird eine 3,5- bis 4,0-mm-PTFE-Prothese eingebracht. Dies ist sowohl über eine laterale Thorakotomie als auch über eine Sternotomie möglich. Letztere hat den Vorteil, dass jederzeit eine Herz-Lungen-Ma-

schine angeschlossen werden kann. Bei einer Thorakotomie
wird der Shunt an der Seite angebracht, an der die V. cava superior liegt, da er dann bei einem Folgeeingriff leichter entfernt
werden kann. Liegt eine duktusabhängige Lungenperfusion vor,
muss der Ductus arteriosus in die Überlegungen einbezogen
werden, da er erst nach Anlage des Shunts verschlossen werden
kann. Da das distale Ende eines Shunts auf der Seite des
Ductus arteriosus nur relativ weit peripher lokalisiert werden
kann, ist es besser, den Shunt auf der Gegenseite anzulegen, bei
anatomisch „normalen" Verhältnissen also auf der rechten Seite. In jedem Fall ist es wichtig, den N. laryngeus recurens zu
schonen. Nach Heparingabe werden die A. subclavia mit einer
Gefäßklemme ausgeklemmt, längs eröffnet und die PTFE-Prothese End-zu-Seit anastomosiert. Die Gefäßklemme wird gelöst,
der Shunt wird abgeklemmt und auf die richtige Länge gekürzt.
Nach Okklusion der rechten Pulmonalarterie mit einer Gefäßklemme oder Silastikbändern wird der Shunt auf der Oberseite
des Gefäßes wiederum End-zu-Seit anastomosiert. Mit Freigabe
des Shuntflusses kommt es durch die Volumenverschiebung zu
einem systemischen Druckabfall, welcher gleichzeitig auch ein
guter Indikator für die Funktion des Shunts ist. Unter entsprechender Volumensubstitution wird die extrakorporale Zirkulation beendet, wobei ein pO_2 von 35–40 mmHg und eine Sättigung von 75–85% angestrebt werden. Nach Fertigstellung des
Shunts können die Prostaglandininfusion beendet oder der
Ductus arteriosus chirurgisch verschlossen werden.

11.3.2 Banding

Der Eingriff erfolgte am einfachsten über eine mediane Sternotomie, da hierbei alle arteriellen Gefäße in jedweder Konfigura-
tion erreicht werden können. Die zumeist kurze Pulmonalarterie wird im Bandingbereich von der Aorta abgelöst und mit einem Textilband angeschlungen (Abb. 14). Wichtig ist dabei, das
Band an der Adventitia zu befestigen, um eine Migration nach
distal zur Bifurkation zu vermeiden, da dies zu einer Verzie-
hung der Pulmonalisbifurkation führen kann. Die Länge des

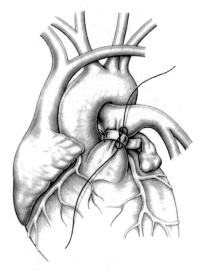

Abb. 14. Banding der Pulmonalarterie

Bändchens in Millimeter sollte nach Trusler u. Mustard [140] etwa dem Gewicht des Kindes plus 20 entsprechen. Die weitere Adjustierung folgt dann anhand der hämodynamischen Veränderungen und der arteriellen Sättigung. Als Faustregel gilt, dass der Pulmonalisdruck auf ein Drittel Systemdruck gesenkt werden sollte, wobei die arterielle Sättigung aber nicht unter 75% fallen sollte.

Die eventuell zusätzliche Erweiterung des Foramen bulboventriculare erfolgt in Kardioplegie über eine Inzision des Ausflusstraktinfundibulums (bei größeren Kindern evtl. auch transaortal). Die Erweiterungsinzision sollte dabei nach inferior und links geführt werden, um das Reizleitungssystem nicht zu verletzen. Abschließend wird die Infundibulotomie mit einem Perikardflicken verschlossen, was nebenbei auch eine Subaortenstenose vermindert [26].

11.3.3 Damus-Kaye-Stansel-Anastomose

Nach Institution der extrakorporalen Zirkulation unter bikavaler Dekanülierung wird der Pulmonalarterienstamm vor der Bifurkation durchtrennt. Das distale Pulmonalisende wird direkt oder mit Hilfe eines Perikardflickens verschlossen. Das proximale Pulmonalarterienende wird unter Einnähen eines Perikardflickens mit der Aorta ascendens End-zu-Seit anastomosiert. Für die Lungenperfusion wird ein modifizierter Blalock-Taussig-Shunt angelegt.

11.3.4 Bidirektionaler kavopulmonaler Shunt

Der Eingriff erfolgt nach medianer Sternotomie und in der Regel mit Hilfe der Herz-Lungen-Maschine, wobei venös die obere Hohlvene weit kranial (oder die V. anonyma) und der rechte Vorhof kanüliert werden. Die geplante(n) Anastomosenstelle(n) werden markiert, da sie später nicht mehr so einfach korrekt zu orientieren sind. Mit Beginn der extrakorporalen Zirkulation werden der systemisch-pulmonale Shunt verschlossen und die V. azygos abgesetzt.

Für das weitere Vorgehen gibt es 2 Möglichkeiten (Abb. 15):

▮ Für eine bidirektionale Glenn-Anastomose wird die obere Hohlvene kranial des Sinusknotens durchtrennt. Das distale Ende wird über eine Längsinzision mit der rechten Pulmonalarterie End-zu-Seit anastomosiert, das kardiale Ende der Hohlvene wird übernäht. Bei einer angestrebten Fontan-Komplettierung mit einem lateralen Tunnel ist diese Methode von Nachteil, da das kardiale Ende der oberen Hohlvene wieder präparatorisch dargestellt und anastomosiert werden muss (s. unten), was die Gefahr einer Verletzung des Sinusknotens beinhaltet. Die mittlerweile bevorzugt extrakardiale Fontan-Komplettierung über ein PTFE-Conduit (s. unten) von der unteren Hohlvene zur rechten Pulmonalarterie ist aber gut zu bewerkstelligen.

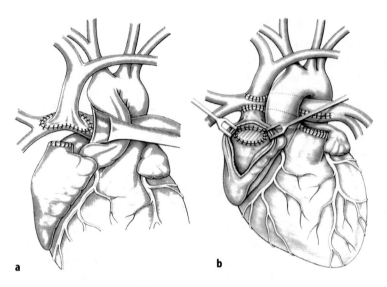

a   b

Abb. 15 a, b. Bidirektionale kavopulmonale Shuntoperation: bidirektionale Glenn-Anastomosierung (links), Hemi-Fontan-Operation (rechts)

▮ Alternativ kann die von Norwood [109] erdachte Hemi-Fontan-Operation erfolgen. Dabei werden beide Enden der oberen Hohlvene an die rechte Pulmonalarterie anastomosiert, anschließend wird die Mündung der oberen Hohlvene intrakardial während eines kurzen Herzstillstands mit einem PTFE- oder Dacronflicken wieder verschlossen. Auch ein restriktiver Vorhofseptumdefekt kann vergrößert werden. In der nachfolgenden Komplettierungsoperation werden der Dacronflicken wieder entfernt und eine laterale Tunnelverbindung von der unteren zur oberen Hohlvene geschaffen (s. unten). Eine Alternative stellt die Durchtrennung der rechten Pulmonalarterie anstelle der oberen Hohlvene dar. Diese Operationstechnik bietet sich insbesondere bei Stenosen in der Pulmonalarterie, z. B. infolge einer Shuntanlage, an. Auch bei sehr kleinen Pulmonalarterien scheint dieses Vorgehen vorteilhaft zu sein.

11.3.5 Modifizierte Fontan-Operation

Auch die Fontan-Operation erfolgt über eine mediane Sternotomie mit einer venösen Kanülierung hoch in der oberen Hohlvene oder der V. anonyma und einer Kanüle am Übergang zur unteren Hohlvene. Mit Institution der extrakorporalen Zirkulation werden noch bestehende systemisch-pulmonalarterielle Shunts verschlossen und der Patient moderat abgekühlt, um ggf. eine niedrigere Flussgeschwindigkeit für eine bessere Exposition erreichen zu können. Liegt noch keine bidirektionale kavopulmonale Anastomose vor, wird sie entsprechend der Hemi-Fontan-Technik angelegt. Bei einem restriktiven Vorhofseptumdefekt wird das Vorhofseptum entlang der Fossa ovalis exzidiert. Nachfolgend wird ein lateraler Tunnel angelegt, der das Blut von der unteren zur oberen Hohlvene leitet und aufgrund seiner Lage den pulmonalen Rückfluss nicht kompromittiert. Hierzu wird ein PTFE- oder Dacronflicken aus einer Rohrprothese zurechtgeschnitten und mit einer fortlaufenden Naht beginnend an der unteren Hohlvene End-zu-End, dann anterior und lateral der Lungenvenen End-zu-Seit kranialwärts eingenäht (Abb. 16). Die posteriore Falte des Vorhofseptumdefekts verbleibt auf der pulmonalvenösen Seite, um dort eine Obstruktion zu verhindern. Nachdem die Nahtreihe im Bereich der oberen Hohlvene unterhalb der Crista terminalis auf die Lateralwand geführt wurde, wird zunächst die Naht an der unteren Hohlvene weitergeführt, wobei der Koronarsinus auf der pulmonalvenösen Seite bleibt, um den AV-Knoten nicht zu verletzen. Soll der Flicken fenestriert werden, wird nun ein 4-mm-Loch ausgestanzt, welches selten zu groß ist, aber eine suffiziente venöse Dekompression und später einen interventionellen Verschluss erlaubt. Durch Annähen des Flickens an der Lateralwand wird der kavokavale Tunnel vervollständigt. Nach Vorhofverschluss und Freigabe der Aortenperfusion zeigt sich mit Beendigung der extrakorporalen Zirkulation bei einem fenestrierten Flicken eine O_2-Sättigung von 85–90%, ansonsten >95% (der Koronarfluss mündet links).

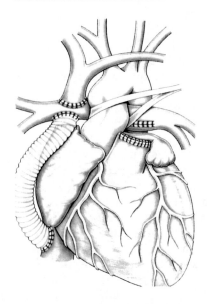

Abb. 16. Extrakardialer Fontan-Flicken durch Einnähen einer PTFE-Rohrprothese von der unteren Hohlvene zur rechten Pulmonalarterie

Je nach den anatomischen Gegebenheiten sind vielfältige operationstechnische Variationen notwendig bzw. möglich. Besonders erwähnenswert ist die Anlage einer extrakardialen Rohrprothese von der unteren Hohlvene zur rechten Pulmonalarterie (oder zur linken Pulmonalarterie bei entsprechendem Situs), was in jüngster Zeit zunehmend Anklang gefunden hat. Hierbei empfiehlt sich zunächst die Anlage einer bidirektionalen Glenn-Anastomose. Nachfolgend kann man die Rohrprothese am schlagenden Herzen, manchmal sogar ohne extrakorporale Zirkulation, implantieren, was für die postoperative Myokardfunktion sehr vorteilhaft ist. Das Argument des schlechteren Wachstumspotenzials bei extrakardialem Conduit ist nur bedingt gültig, da man bei Kindern im Alter von 2–4 Jahren bzw. einem Gewicht >15 kg eine PTFE-Prothese der Größe 18–20 mm verwenden kann, was schon zu 70–80% der Erwachsenengröße entspricht und daher günstige Langzeitergebnisse vermuten lässt. Ein weiterer Vorteil soll das geringere Auftreten von Rhythmusstörungen im Langzeitverlauf sein.

11.4 Intraoperative Probleme/Komplikationen

11.4.1 Aortopulmonale Shunts

Die optimale Balance zwischen System- und Lungenperfusion zu finden ist nicht immer trivial. Die Tabelle 1 zeigt die typischen Probleme und deren Therapie auf.

11.4.2 Pulmonalarterien-Banding

Bei nicht ausreichend starker Bändelung sind die Sauerstoffsättigung zu hoch und der Blutdruck zu niedrig; umgekehrt bei zu starker Bändelung.

11.4.3 Kavopulmonale Anastomose

Typische Komplikationen bei der Anlage kavopulmonaler Anastomosen sind die Verletzung des Sinusknotens und die Steno-

Tabelle 1. Balance zwischen System- und Lungenperfusion

SaO$_2$ [%]	SAP [mmHg]	Ursache	Therapie
80–90	70–90	∅	∅
>90	70–90	– großer Shunt – PVR ↑	∅ – vorsichtige Nachlastsenkung
>90	<60	– zu großer Shunt – PDA noch offen – weitere Quelle für Lungenperfusion? – Hyperventilation	– kleineren Shunt wählen – PDA ligieren – Anschluss der Quellen – Hypoventilation
<70	70–90	– zu kleiner Shunt – Shuntthrombose – PA zu klein	– größeren Shunt wählen – größeren Shunt wählen – Heparin, Shuntrevision
<70	<70	Volumenmangel	– Volumensubstitution – Katecholamine

sierung der Anastomosen durch eine inadäquate Operations-technik oder durch eine inakzeptable Spannung. Darüber hinaus kann sich nach Anlage eines bidirektionalen kavopulmonalen Shunts eine zu niedrige O_2-Sättigung zeigen. In dieser Situation muss zunächst ein technisches Anastomosenproblem durch Druckmessung in den Gefäßen ausgeschlossen werden. Im Herzkatheterlabor müssen venovenöse Kollateralen ausgeschlossen und ggf. verschlossen werden. In seltenen Fällen bleibt nur die Möglichkeit, einen zusätzlichen kleinen zentralen Shunt anzulegen, auch wenn dieser die Vorteile der kavopulmonalen Verbindung partiell zunichte macht.

11.4.4 Totale kavopulmonale Anastomose (TCPC)

Bei einer zu niedrigen O_2-Sättigung nach TCPC muss auch eine Undichtigkeit des lateralen Tunnels ausgeschlossen werden. Manchmal ist sie auch Folge bislang unerkannter venovenöser Kollateralen. Bei einer Sättigung < 75 % müssen zunächst der Volumenhaushalt und der Hämatokrit optimiert und dann ggf. mittels Herzkatheter die Kollateralen gesucht werden.

Gelegentlich gibt es Patienten, die eine Fontan-Situation nicht tolerieren. Es zeigen sich ein ZVD > 20–25 mmHg und ein Low-output-Syndrom mit Katecholaminpflichtigkeit. Häufig werden in dieser Situation zunächst die Anlage einer Fenestrierung (sofern nicht erfolgt) oder bei extrakardialem Tunnel die Anlage einer direkten Anastomose zwischen der Prothese und dem rechten Vorhof empfohlen. Führt dies zu keiner Besserung, erfolgen bildgebende Maßnahmen. Zeigt sich im Herzkatheter bzw. Echo kein residualer Shunt, muss die TCPC wieder in eine bidirektionale kavopulmonale Shuntzirkulation zurückverwandelt werden, worauf unmittelbar eine dramatische Besserung eintreten kann. Als Ursache für solch ein Ereignis ist multifaktoriell bedingt durch hohen pulmonalarteriellen Widerstand sowie eingeschränkte systolische und diastolische Funktion. Eine TCPC reduziert die Vorlast abrupt auf 25–70 %, wodurch sich ein Circulus vitiosus aus schlechter Füllung und schlechtem Auswurf bilden kann. Daher ist eine schrittweise Fontanisierung mit frühzeitiger Anlage eines Glenn-Shunts zur Reduzierung der Volumenbelastung besser.

Ein noch nicht ausreichend geklärtes Problem ist die Entwicklung postoperativer Perikard- und Pleuraergüsse. Laut frühen Berichten entwickelten mehr als 30% der Kinder diese Komplikation. Die Pathogenese ist unklar, vermutet wird ein Einfluss des erhöhten zentralvenösen Drucks sowie von aortopulmonalen Kollateralen. Einige Untersuchungen haben gezeigt, dass die Ergüsse nach bidirektionalem kavopulmonalem Shunt geringer sind als nach einer Fontan-Komplettierung. Der Versuch, einige oder alle Lebervenen in den linken Vorhof dränieren zu lassen, verringerte zwar die Ergussrate, führte aber im Langzeitverlauf zu zunehmenden Zyanosen, vermutlich durch die Ausbildung intrahepatischer Kollateralen zu den Lebervenen. Es ist jedoch eine Rarität, dass eine Fontan-Korrektur aufgrund der Ergüsse zurückgenommen werden muss. Seit Einführung der Fenestrierung ist die Inzidenz auf < 10% gesunken. Unter entsprechendem Proteinersatz bildet sich die Ergussneigung meist zurück, eine fettarme Diät oder parenterale Ernährung scheinen keinen Nutzen zu bringen. Persistierende chronische Ergüsse sind bis heute mit einer schlechten Langzeitprognose behaftet.

11.5 Ergebnisse

Die Erfolgsrate hat sich im Lauf der Jahre erheblich verbessert. Die Altersgrenzen sinken immer weiter nach unten. Bidirektionale kavopulmonale Verbindungen können schon vor dem 6. Lebensmonat mit einer Überlebensrate von > 90% angelegt werden, ebenso gute Ergebnisse wurden mit TCPC vor dem 1. Lebensjahr erreicht. Für eine TCPC mit extrakardialem Conduit sollte der Patient ca. 15 kg (3 Jahre) aufweisen, um ein ausreichend großes Graft implantieren zu können. Derzeit liegt die Letalität bei Kindern < 1 Jahr bei 5,5%, bei älteren Kindern bei 3,6%. 1- und 5-Jahres-Überlebensraten betragen in der Regel > 90%, nach 10 Jahren leben noch > 70% der Kinder.

Die frühpostoperativen Todesursachen bei einer shuntabhängigen Perfusion liegen zumeist in einem Ungleichgewicht zwischen systemischer und pulmonaler Perfusion. Im weiteren Verlauf sind Shuntverschlüsse durch Thrombosen bedeutsam.

Es hat sich gezeigt, dass alle Neugeborenen mit einem Foramen bulboventriculare < 2 cm^2/m^2 im Lauf der Zeit eine operationswürdige Obstruktion entwickeln. Kinder mit einer Isthmusstenose wiesen dabei die engsten Foramina bulboventriculare auf.

Als Folge eines Bandings wurde vermehrt von der Entstehung einer Subaortenstenose berichtet. Es gibt jedoch auch Hinweise darauf, dass diese Kinder ein anatomisches Substrat aufweisen, aus dem im Lauf des Wachstums eine Subaortenstenose entsteht.

Eine der Hauptursachen für eine klinische Verschlechterung im Langzeitverlauf nach bidirektionaler kavopulmonaler Anastomosierung oder Fontan-Korrektur sind pulmonale arteriovenöse Fisteln. Als Ursache wird eine Unterbrechung des venösen Leberblutflusses zur Lunge vermutet, da sich die Fisteln nach Umleitung des Lebervenenbluts in die Lunge zurückbilden und auch bei Patienten mit einer Leberzirrhose entstehen können. Welche hepatische Substanz die Entstehung der Fisteln im Normalfall verhindert, ist aber bislang unbekannt. Die Inzidenz arteriovenöser Fisteln in der Lunge wird auf 50–65% geschätzt, wobei ein wesentlicher Teil asymptomatisch ist.

Bei etwa 20% der Patienten nach bidirektionaler kavopulmonaler Anastomosierung oder Fontan-Operation entwickeln sich veno-venöse Kollateralen. Ursache ist der erhöhte venöse Druck, der zu einer Rekanalisation embryologisch präformierter und obliterierter venöser Gefäße führt. Außerdem fördert der venöse Druckunterschied zwischen der oberen und unteren Körperhälfte die Kollateralenbildung.

Vorhofrhythmusstörungen können frühpostoperativ und im weiteren Verlauf auftreten. Die Inzidenz scheint von der verwendeten Operationsmethode abzuhängen, da Patienten mit einem intraatrialen Tunnel (15–25%) eine signifikant höhere Inzidenz an Rhythmusstörungen aufweisen als solche mit einem extrakardialen Conduit (ca. 7%). Ein Verlust des Sinusrhythmus bei intraatrialem Tunnel wurde bei bis zu 50% (Schrittmacherinzidenz bis zu 33%) der Kinder beschrieben, während er bei lateralem Tunnel nur in etwa 9% der Fälle auftrat.

Eine Thrombenbildung findet sich bei etwa 10% der Fontan-Patienten, wobei unabhängig von der Operationstechnik Inzidenzen nach 1 Jahr von 8% und nach 10 Jahren von 18% beschrieben wurden. Thromben finden sich je zur Hälfte im rechten oder linken Vorhof, ein bilateraler Befund ist sehr selten (1%). Ursachen sind Veränderungen der Leberfunktion und der Gerinnungsparameter. Fontan-Patienten weisen niedrigere Spiegel an Faktor XIII, Protein C und Plasminogen auf, GOT und GPT sind erhöht, und die Prothrombinzeit ist verlängert. Aus diesem Grund wird sowohl für die intrakardiale als auch für die extrakardiale Fontan-Operation häufig eine Antikoagulation für mehrere Monate empfohlen. Andererseits gibt es auch gute Ergebnisse mit einer ausschließlichen Behandlung mit niedrig dosiertem Aspirin (81 mg).

Ein weiteres Problem ist die Protein-losing enteropathy, die in 1–2% der Fälle auftritt und zu Ödemen, Hyperkoagulabilität und Immundefizienz führen kann. Der genaue Entstehungsmechanismus ist bislang noch unklar, es wird jedoch vermutet, dass hämodynamische Veränderungen dafür verantwortlich sind. Zu den Behandlungsoptionen zählen neben einer Diuretikagabe, Albumininfusionen, Steroidgaben und einer proteinreichen Ernährung auch eine Nachlastsenkung durch ACE-Hemmer, eine Behebung von eventuellen Pulmonalarterienstenosen, eine Embolisation von aortopulmonalen Kollateralen, eine Fenestrierung des atrialen Flickens und in Extremfällen auch eine Herztransplantation. Eine rein medikamentöse Therapie bessert die Symptome bei 25% der Patienten, 46% sterben und 29% bleiben unverändert. Eine chirurgische Intervention führt zu einer 40%igen Überlebensrate, wobei sich die Protein-losing enteropathy nur bei 20% der Kinder bessert. Im Mittel weisen die Patienten mit einer Protein-losing enteropathy eine 5-Jahres-Letalität von 40% auf [4].

KAPITEL 12

Hypoplastisches Linksherzsyndrom

Die erste Beschreibung einer linksventrikulären Ausflusstraktobstruktion erfolgte 1850 durch Canton, der den Fall einer Aortenatresie beschrieb. Nach der ersten Klassifikation einer linksventrikulären Ausflusstraktobstruktion von Lev [82] 1952, wurde diese 1958 von Noonan u. Nadas [108] verfeinert, und die Definition des hypoplastischen Linksherzsyndroms wurde eingeführt. Letzteres umfasst ein weites Spektrum angeborener Fehlbildungen, welche von der nahezu ausschließlichen Aortenklappenstenose bis hin zum fast völligen Fehlen des linken Ventrikels mit einem unterbrochenen Aortenbogen reichen [142]. Es wird bei etwa 1,6% aller herzkranken Säuglinge diagnostiziert und ist die häufigste Ursache für eine Herzinsuffizienz im Neugeborenenalter und die häufigste Todesursache in der ersten Lebenswoche. Assoziierte extrakardiale Anomalien und genetische Defekte sind in bis zu 28% der Fälle beschrieben, wozu besonders das Turner-Syndrom und die Trisomien 13, 18 und 21 sowie Zwerchfellhernien, Hypospadien und Omphalozelen zählen. In etwa der gleichen Häufigkeit wurden in Autopsien Anomalien des zentralen Nervensystems, wie z.B. eine Agenesie des Corpus callosum, nachgewiesen.

Bis zur Veröffentlichung der Ergebnisse von Norwood et al. [110] 1983 wurden zahlreiche Operationsverfahren publiziert, die aber auf lange Sicht wenig erfolgreich waren, weswegen mancherorts neonatale Herztransplantationsprogramme initiiert wurden.

In Deutschland werden mittlerweile etwa 100 Norwood-Operationen pro Jahr durchgeführt, aber nur wenig mehr als 10 Herztransplantationen bei Neugeborenen und Kleinkindern < 1 Jahr.

12.1 Anatomie/Pathologie/Pathophysiologie

Die Unterentwicklung der Strukturen des linken Herzens kann in 4 anatomische Subtypen unterteilt werden:
1. Aorten- und Mitralklappenstenose,
2. Aorten- und Mitralklappenatresie,
3. Aortenklappenatresie und Mitralklappenstenose,
4. Aortenklappenstenose und Mitralklappenatresie.

Am häufigsten und auch am schwerwiegendsten scheint die Aortenklappenatresie zu sein. Hierbei weist die Aorta ascendens einen Durchmesser von etwa 1–3 mm auf, während dieser bei einer Aortenstenose immerhin 4–5 mm beträgt.

Etwa 80% der Patienten haben eine mehr oder weniger ausgeprägte präduktale Isthmusstenose. Der Ductus arteriosus ist oft 10–20 mm groß und verläuft als direkte Verlängerung des Pulmonalarterienhauptstamms, welcher selbst noch größer ist. Die rechte Pulmonalarterie kann sehr weit proximal abgehen, 2–3 mm oberhalb der Kommissuren, während die linke Pulmonalarterie gelegentlich etwas weiter distal und auch mehr posterior abzweigt. Der linke Vorhof ist kleiner als normal, wobei das Septum primum oft nach links verlagert und sehr muskularisiert ist.

Unter den kardialen Begleitanomalien ist ein Ventrikelseptumdefekt am häufigsten. Hierbei kann sich ein nahezu normal großer linker Ventrikel trotz Aortenatresie finden, welcher u. U. eine biventrikuläre Rekonstruktionsmaßnahme erlauben kann. Strukturelle Veränderungen an der Trikuspidal- und Pulmonalklappe sind viel seltener, sie treten nur in etwa 4% der Fälle auf.

Der Blutstrom, der in utero vom rechten Ventrikel über den Ductus Botalli in die Aorta descendens und retrograd zum Kopf und zur Aorta ascendens fließt, teilt sich nach der Geburt mit dem Abfall des Lungengefäßwiderstands auf, sodass letztendlich weniger in den Systemkreislauf fließt. Dies wird meistens gut kompensiert. Ein Low-output-Syndrom mit metabolischer Azidose entsteht als Folge des sich verkleinernden Ductus arteriosus. Ein Duktusverschluss führt unmittelbar zum Tod der Kinder. Die Kinder, die primär eine hohe Sättigung aufweisen, entwickeln nicht selten innerhalb von 24–48 h ein grau-fahles Aussehen aufgrund der niedrigen Systemperfusion (Fehldiagnose Sepsis) und versterben ohne chirurgische Intervention zu 95% innerhalb eines Monats. Lebensnotwendig ist die Infusion von Prostaglandinen und unter intensivmedizinischer Überwachung eine niedrig dosierte Nachlastsenkung, um die Perfusion der Lunge zu reduzieren. Eine Beatmung und ein reichliches Sauerstoffangebot sind wenig hilfreich, da sie die inadäquat hohe pulmonale Durchblutung steigern, anstatt sie zu senken.

12.2 Operationsindikation

Die Indikation für eine chirurgische Intervention ist mit der Diagnosestellung gegeben, sofern keine relevanten kontraindizierenden Begleitfehlbildungen vorliegen. Präoperativ sollten die beeinträchtigten Organsysteme durch eine Prostaglandin-E_1-Infusion und supportive Therapiemaßnahmen u.a. Nachlastsenkung stabilisiert werden. Erholt sich das Neugeborene aus seinem kritischen Zustand nicht, ist eine Norwood-Operation (und auch eine Herztransplantation) mit hohem Risiko verbunden. Alternativ wären dann ein bilaterales Pulmonalarterienbanding und anschließendem Stenting des Ductus arteriosus und PFO möglich [1]. Normalerweise erholt sich das Kind jedoch innerhalb von 2–3 Tagen. Kann ein exzessiver pulmonaler Blutfluss (trotz peripherer Vasodilatation z.B. durch Nipruss) nicht kontrolliert werden, sollten die Kinder früher operiert werden. Liegt eine schwere Hypoxie aufgrund eines restriktiven Foramen ovale vor, wird ähnlich verfahren. Ein Gestationsalter <34 Wochen stellt eine relative Kontraindikation dar und ein

Geburtsgewicht < 2000 g ist mit einem höheren Op-Risiko verbunden.

Das fundamentale Problem des Norwood-Eingriffs liegt darin, dass der Systemventrikel der rechte ist, welcher zwei Kreisläufe zu versorgen hat. Auch bei guter Balance zwischen großem und kleinem Kreislauf resultiert eine Volumenbelastung des Systemventrikels. Um diese Volumenbelastung des Systemventrikels zu mindern, erfolgt daher normalerweise im Alter von etwa 4–6 Monaten die Anlage einer bidirektionalen kavopulmonalen Anastomose. (Diese kann in den ersten Lebenswochen aufgrund des stark erhöhten pulmonalvaskulären Widerstands noch nicht angelegt werden.)

Abhängig vom klinischen Verlauf, insbesondere der arteriellen O_2-Sättigung, folgt (zumeist nach etwa 2–3 Jahren) nach Anlage der bidirektionalen kavopulmonalen Anastomose die Fontan-Komplettierung, wobei das Bestehen eines bidirektionalen kavopulmonalen Shunts keine absolute Voraussetzung ist. Bei der Indikationsstellung müssen die Größe und die Ausbildung der zentralen Lungenstrombahn, der pulmonalarterielle Widerstand, die rechtsventrikuläre Pumpfunktion, die Kompetenz der Trikuspidalklappe und das Vorliegen eines stabilen Sinusrhythmus berücksichtigt werden. Eine Fontan-Anlage vor einem Alter von 9 Monaten wird als problematisch angesehen.

12.3 Operationsverfahren

12.3.1 Modifizierte Norwood-Operation

Beim ersten operativen Eingriff werden die Sicherung der systemarteriellen Perfusion und Erhaltung der Ventrikelfunktion angestrebt, d.h. eine Volumenüberlastung durch einen zu hohen Pulmonalfluss und eine Druckbelastung durch einen engen Aortenbogen sollen vermieden werden.

Nach einer medianen Sternotomie, der Entnahme eines Perikardflickens, welcher in Glutaraldehyd fixiert wird, und einer Vollheparinisierung werden der Pulmonalarterienhauptstamm und der rechte Vorhof kanüliert. Beide Pulmonalarterien werden angeschlungen und nach Initiierung der extrakorporalen Zirkulation durch Tourniquets okkludiert. Ist die Systemperfusion sehr schlecht, kann auch als erster Schritt, d. h. vor Beginn der extrakorporalen Zirkulation, die rechte Pulmonalarterie okkludiert werden, um den Systemfluss zu erhöhen. Nun wird der gesamte Aortenbogen freipräpariert, und die einzelnen Strukturen werden angeschlungen. (Die gesamte Gefäßpräparation kann auch vor Initialisierung der extrakorporalen Zirkulation erfolgen.) Nach Abkühlen des Kindes auf eine rektale Temperatur von 18 °C erfolgen ein hypothermer Kreislaufstillstand und die Gabe von kardioplegischer Lösung. Die Tourniquets an den Karotiden werden angezogen, die an den Pulmonalarterien entfernt. Die arterielle und venöse Kanüle werden gezogen.

Nach Ligatur des Ductus arteriosus wird die Pulmonalarterie abgesetzt, wobei auf den frühen Abgang der rechten Pulmonalarterie geachtet werden muss. Bei zu knappem Absetzen können dort Stenosen entstehen. Das distale Ende des Pulmonalisstamms wird direkt oder über einen Perikardflicken verschlossen. Anschließend werden der Ductus arteriosus abgesetzt und die Aortotomie noch etwa 5–10 mm weiter nach distal geführt, bei sehr hypoplastischen Verhältnissen ggf. auch noch weiter. Nach proximal werden Aortenbogen und Aorta ascendens der Länge nach bis in Höhe der Absetzungsstelle der Pulmonalarterie eröffnet. Der Pulmonalarterienstumpf und die eröffnete Aorta werden miteinander verbunden und der Aortenbogen mit Hilfe eines Homografts aufgebaut.

Das Septum primum wird vollständig exzidiert, da ansonsten im späteren Verlauf dort eine Restriktion des Blutflusses entstehen kann. Man kann dies über die zuvor großzügig angelegte venöse Kanulierungsstelle oder über eine kleine separate Inzision bewerkstelligen. Nach Reetablierung der extrakoporalen Zirkulation wird zur Perfusion der Lunge ein 3,5–4 mm durchmessender, modifizierter Blalock-Shunt vom Truncus brachiocephalicus oder der rechten A. subclavia zur rechten Pulmonalarterie angelegt. Nach Anlage des Shunts wird dieser temporär abgeklemmt. Mit Erreichen normothermer Verhältnisse wird er frei-

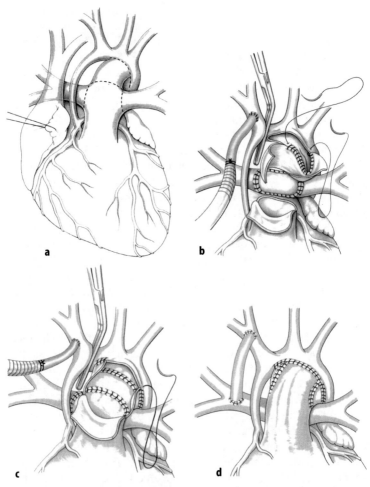

Abb. 17 a–d. Alternative Operationstechnik: **a** Norwood-Prinzip am schlagenden Herzen mit selektiver Kopfperfusion. **b** Absetzen der Pulmonalarterie und Rekonstruktion der Hinterwand des Aortenbogens mit einem Homograft. Verschluss der Pulmonalarterienbifurkation erfolgt mit einem autologen Perikardpatch. **c** Vervollständigung der Hinterwandrekonstruktion und (**d**) der Vorderwand mit der Pulmonalarterienwurzel-Vorderwand. Modifzierter Blalock-Taussig-Shunt vom Truncus brachiocephalicus zur rechten Pulmonalarterie

gegeben, was zu einem Blutdruckabfall von 5–10 mmHg führt. Unter suffizienter Beatmung und entsprechender Katecholamingabe wird die extrakorporale Zirkulation beendet. Nach Bypassende ist häufig der pulmonalarterielle Widerstand für 15–30 min erhöht, was zu einem Abfall der O_2-Sättigung auf 50–60% führen kann und dann eine Hyperventilation notwendig macht.

Zur Reduktion der Kreislaufstillstandszeit kann alternativ der Truncus brachiocephalicus kanüliert werden und nach Abklemmen des proximalen Aortenbogens im Low flow (etwa 30% Fluss) eine Rekonstruktion des distalen Aortenbogens erfolgen. Nach Gabe von Kardioplegielösung werden ein Kreislaufstillstand initiiert und der proximale Aortenbogen sowie die Aorta ascendens versorgt.

Eine Norwood-Operation kann aber auch ohne Kreislaufstillstand durchgeführt werden (Abb. 17) [2 a]: Nach Anlage eines linksseitigen Blalock-Taussig-Shunts wird dieser und der rechte Vorhof kanüliert. Beim Anfahren der HLM werden die rechte und linke Pulmonalarterie gedrosselt. Der PDA wird nahe Aorta descendens und Pulmonalarterie ligiert und durchtrennt. Die Pulmonalarterienbifurkation wird dorsal aus dem Pulmonalarteriensaum herausgetrennt, sodass ventral ein langes Stück Pulmonalarteriensaum verbleibt. Nach Erreichen von 18 °C Körpertemperatur werden Aorta descendens, A. subclavia links und A. carotis communis links abgeklemmt und der HLM-Fluss auf 30–40% reduziert. Überprüft wird der Perfusionsdruck in der A. radialis rechts, der auf Werte von 30–35 mmHg eingestellt wird. Zur Rekonstruktion des Aortenbogens wird der proximale Aortenbogen nach Abgang des Truncus brachiocephalicus abgeklemmt. Der Ductus arteriosus wird aus der Aorta descendens exzidiert und der Aortenbogen längs eröffnet. Der Aortenbogen wird posterior mit einem Pulmonalis-Homograft erweitert und anschließend wird der Pulmonalarterienstumpf posterior mit dem Homograft und anterior mit dem Aortenbogen direkt anastomosiert. Schließlich erfolgen eine Atrioseptektomie, die Umkanülierung der Aortenkanüle in die Neoaorta und die Anastomose des Shunts mit der RPA.

▮ **Die Sano-Modifikation.** Bei der sogenannten Sano-Modifikation wird die Lungendurchblutung nicht durch einen modifizierten Blalock-Taussig-Shunt, sondern durch ein Conduit sichergestellt, welches den rechten Ventrikel mit der Pulmonalarterienbifurkation verbindet (RV-PA Conduit). Die übrige Operation ist mit der oben beschriebenen nahezu identisch.

Nach Anschluss der HLM, Kühlen auf 18 °C, kardioplegischem Arrest und Kreislaufstillstand wird der Pulmonalarterienstamm durchtrennt und dann die Pulmonalisbifurkation nicht mit einem Flicken gedeckt, sondern mit dem distalen Ende des Conduits anastomosiert (Abb. 18 a). Die Aortenbogenrekonstruktion inklusive der Seit-zu-Seit-Anastomose der großen Gefäße und die Umkanülierung der Aortenkanüle in den Homograftpatch sind mit der oben beschriebenen Operation iden-

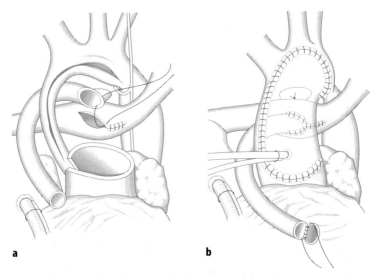

a   b

Abb. 18 a, b. Modifizierte Nordwood-Operation mit RV-PA Conduit („Sano-Shunt"). **a** Absetzen der PA-Bifurkation, Längseröffnung des Aortenbogens, Anastomose des PTFE-Shunts mit der PA-Bifurkation. **b** Rekonstruktion des Aortenbogens mit Homograftpatch und Anastomose des RV-PA Conduits mit dem RV

tisch. Am schlagenden Herzen wird eine kleine Öffnung in den rechten Ventrikel gestanzt und mit dem Conduit anastomosiert (Abb. 18 b). Anschließend erfolgt nach Aufwärmung des Kreislaufs das Entwöhnen von der HLM. Diese Modifikation soll hämodynamisch vorteilhaft sein, da anders als bei dem BT-Shunt – während der Diastole kein Blut in die Lunge fließt. Damit ist der diastolische Blutdruck höher und es kommt zu keinem potentiellen Steal in Konkurrenz zum Koronarblutfluss.

12.3.2 Bidirektionaler kavopulmonaler Shunt und Fontan-Komplettierung

Der Eingriff erfolgt analog der Operationstechnik beim Single ventricle. Auch wenn die Operation ohne extrakorporale Zirkulation mit Hilfe eines Shunts zwischen V. cava superior und rechtem Vorhof möglich ist, wird diese in der Regel dennoch verwendet. Kanüliert werden die Neoaorta, der rechte Vorhof und die V. brachiocephalica. Mit Beginn der extrakorporalen Zirkulation werden der Blalock-Shunt ligiert und die V. azygos abgesetzt. Am schlagenden Herzen werden die V. cava superior zwischen 2 Klemmen durchtrennt und das obere Ende End-zu-Seit über eine Längsinzision mit der rechten Pulmonalarterie anastomosiert (bidirektionaler kavopulmonaler Shunt), das proximale Kavaende wird verschlossen. Alternativ kann eine Hemi-Fontan-Operation erfolgen, bei der die Kavamündung im rechten Vorhof anschließend durch einen PTFE-Flicken wieder verschlossen wird. Mit Katecholaminunterstützung und einer O_2-Sättigung von 80–85% kann die extrakorporale Zirkulation beendet werden.

Für die nachfolgende Erstellung der Fontan-Zirkulation, d.h. die Schaffung zweier getrennter Kreisläufe, gibt es wie bei der normalen Single-ventricle-Situation 2 Möglichkeiten. Entweder wird ein intraatrialer Tunnel im rechten Vorhof geschaffen, oder aber das Blut der V. cava inferior wird durch ein extrakardiales Conduit zur Pulmonalstrombahn geleitet (s. Abschnitt 11.3). Basierend auf den guten Erfahrungen mit einem offenen Foramen ovale bei der Fallot-Reparatur wird der Tunnelflicken

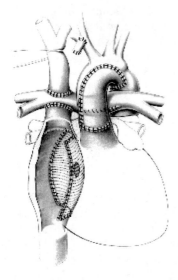

Abb. 19. (Intrakardiale) Fontan-Komplettierung nach Norwood und Hemi-Fontan-Operation durch Anlage eines fenestrierten Flickens zwischen oberer und unterer Hohlvene

zumeist fenestriert (Abb. 19), und später ggf. interventionell wieder verschlossen. Entsprechend können beim extrakardialen Conduit eine direkte Verbindung zum Vorhof angelegt werden.

12.4 Intraoperative Probleme/Komplikationen

Bei der Norwood-Rekonstruktion muss darauf geachtet werden, dass die Neoaorta nicht zu breit und nicht zu kurz wird (Kompression der linken Pulmonalarterie möglich).

Bei Anastomosierung einer sehr kleinen Aorta an die Pulmonalarterie kann es zu einer Kompromittierung des Koronarflusses kommen.

Wird nach Beendigung der extrakorporalen Zirkulation keine suffiziente O_2-Sättigung erreicht, sollte zunächst ein Shuntproblem ausgeschlossen, d.h. dieser unter erneuter HLM-Unterstützung revidiert werden, sofern kein primär myokardiales

Problem vorliegt. Eine arterielle Sauerstoffsättigung >85% und gleichzeitige gemischt-venöse Sättigung von <40% weist auf eine exzessive Pulmonaldurchblutung hin, welche zu einer systemischen Hypotonie mit metabolischer Azidose führen kann. Differenzialdiagnostisch kann dies bei hoher gemischt-venösen Sättigung von >60% aber auch Ausdruck einer ausgezeichneten Myokardfunktion (hohes HZV) sein.

Die sonstigen Komplikationen entsprechen den im Kapital 11 genannten Probleme einer Single-ventricle-Palliation.

12.5 Ergebnisse

Das größte Risiko besteht während der ersten Operation (Norwood-Operation). Das früher hohe Risiko liegt mittlerweile in Deutschland durchschnittlich bei 20–30%, in einigen Institutionen aber auch deutlich niedriger. Unter den Kindern, die danach die Klinik verlassen, besteht ein erhöhtes Risiko innerhalb des ersten Jahrs. Nach 1 Monat leben in geübten Händen noch >80% der Kinder, die 1-Jahres-Überlebensrate liegt bei etwa 60–80%. Eine bedeutende Komplikation ist die Entwicklung einer Stenose in der Neoaorta, sie bildet sich bei 10–25% der Kinder nach einer Norwood-Operation. Umschriebene Stenosen können interventionell angegangen werden, tubuläre Stenosen werden zumeist im Rahmen der kavopulmonalen Anastomosierung versorgt. Bestehen nach der Norwood-Operation eine AV-Klappeninsuffizienz oder ein Problem seitens der Pulmonalarterien, werden auch diese bevorzugt beim Zweiteingriff versorgt. Das Operationsrisiko der Hemi-Fontan-Operation liegt <3%, das der Fontan-Komplettierung bei etwa 4–5%. Spättodesfälle treten in etwa 5% der Fälle auf. Unklar ist bislang, ob der dilatierte und hypertrophierte rechte Ventrikel auf Dauer den Systemkreislauf aufrechterhalten kann.

Kapitel 13

Linksventrikuläre
Ausflusstraktobstruktion

Die Obstruktion des linksventrikulären Ausflusstrakts umfasst
ein weites Spektrum, das von der isolierten Klappenstenose bis
hin zum hypoplastischen Linksherzsyndrom reicht. Seitens der
Aortenklappenebene erfolgt traditionell eine Einteilung in supravalvuläre, valvuläre und subvalvuläre Stenosen. Insgesamt
zählen die Anomalien der Aortenklappe zu den häufigeren angeborenen Herzfehlern, sie finden sich bei etwa 1 von 500 Lebendgeburten.

Der erste transaortale digitale Dilatation einer valvulären
Aortenklappenstenose gelang Tuffier [142] bereits 1912, die
nächsten Erfolge im Sinn einer geschlossenen Kommissurotomie wurde erst 1953 durch Larzelere et al. [80] und 1955 durch
Marquis u. Logan [93] berichtet. Mit Hilfe der extrakorporalen
Zirkulation gelang dies Lillehei et al. [91] 1956 bei einem älteren Kind, und 1960 Coran u. Bernhard [35] bei Neugeborenen
und Kleinkindern.

Eine membranöse Subaortenstenose wurde 1956 erstmals
durch Brock [20] geschlossen transventrikulär dilatiert, Spencer
et al. [128] führten diesen Eingriff 1960 mit Hilfe der extrakorporalen Zirkulation durch. Die Erweiterung einer diffusen Subaortenstenose mit einer Anulushypoplasie wurde von Konno et
al. [77] 1975 beschrieben. Eine septale Ventrikelplastik mit Er-
halt der nativen Aortenklappe wurde 1986 von Cooley u. Garrer
[30], ein Aortenwurzelersatz mit ventrikulärer Septumplastik
1987 von Clarke [28] eingeführt.

Die ersten Ergebnisse zur Korrektur einer supraaortalen Stenose wurden 1961 von McGoon et al. [96] und Starr et al. [132]

veröffentlicht. Eine Verbesserung der Methode folgte 1976 durch Doty et al. [43].

Die Möglichkeit einer Umgehung einer linksventrikulären Ausflusstraktobstruktion mit Hilfe eines apikoaortalen Conduits wurde experimentell bereits 1910 von Carrel gezeigt [24]. Die klinische Anwendung eines Klappen tragenden Conduits vom linksventrikulären Apex zur Aorta bei diffusen Formen wurde 1975 von Cooley et al. [33] beschrieben.

13.1 Anatomie/Pathologie/Pathophysiologie

Bei den valvulären Aortenklappenstenosen (75–80%) finden sich Anomalien in der Anzahl und Dicke der Klappensegel, der Kommissurenentwicklung und der Klappenöffnungsfläche. Bei einer trikuspiden Klappe ist typischerweise die anteriore Kommissur verschmolzen, bei bikuspiden Klappen findet sich eine anteriore und posteriore Kommissur mit einer linken und einer rechten Klappentasche. In mehr als drei Viertel aller Fälle finden sich Begleitanomalien, v.a. linksseitige, wie eine Mitralklappeninsuffizienz, ein hypoplastischer linker Ventrikel oder ein offener Ductus arteriosus. Aortenklappenstenosen sind im Kleinkindesalter häufig asymptomatisch, und nur sehr selten kritisch. In letzterem Fall führen sie mit dem Verschluss des Ductus arteriosus einer metabolischer Azidose mit nachfolgendem Kreislaufversagen durch die verminderte Systemperfusion.

Eine Subaortenstenose (15–20%) findet sich bei Kleinkindern ebenfalls sehr selten. Am häufigsten liegt eine fibromuskuläre Obstruktion vor, die von einer dünnen Membran bis hin zu einem fibrösen Tunnel reichen kann. Sie liegt zwischen der Basis des vorderen Mitralsegels und dem kaudalen Ende der Aortenklappe. Diese ist häufig kleiner und weist nicht selten – bedingt durch die Turbulenzen – verdickte Klappensegel auf. Letztendlich kann sogar eine Aortenklappeninsuffizienz entstehen. In einem Drittel der Fälle liegen Begleiterkrankungen, wie z.B. ein unterbrochener Aortenbogen, ein Ventrikelseptumdefekt oder ein AV-Kanaldefekt, vor. Beim Shone-Komplex [126] bestehen neben einer subaortalen Membran ein supramitraler Ring, ein singulärer Papillarmuskel und eine Isthmusstenose. Die vermutlich autosomal-dominant vererbte hypertrophe obstruktive Kardiomyopathie (HOCM) gehört ebenfalls zu den Subaortenstenosen – sie wurde früher idiopathische Subaortenstenose genannt. Histologisch finden sich bizarr geformte hypertrophe Myozyten, welche häufig zu einer Verdickung des Septums führen, aber per se überall im Ventrikel vorkommen können. Symptome treten erst in der 2.–3. Lebensdekade in Form einer Herzinsuffizienz auf. Nicht selten besteht zusätzlich eine rechtsventrikuläre Ausflusstraktobstruktion, die zu einem Rechts-links-Shunt über ein offenes Foramen ovale führen kann. Hypertrophe Kardiomyopathien werden jedoch nicht nur genetisch vererbt, sondern kommen auch bei etwa 30% der Neugeborenen mit insulinpflichtigen Müttern vor und bilden sich in der Regel innerhalb von 6–12 Monaten wieder zurück. Weiterhin wurde hypertrophe Kardiomyopathien bei Kindern mit chronischer Steroid- oder ACTH-Medikation berichtet.

Supravalvuläre Stenosen (etwa 5%) finden sich als isolierte Anomalie bei Kleinkindern noch seltener. Hierbei werden 3 Arten unterschieden:

▌ als Teil des Williams-Beuren-Syndrom,
▌ als autosomal-dominant vererbte Form, welche die wenigen symptomatischen Kleinkinder zumeist aufweisen und
▌ als sporadische Form.

Das morphologische Bild der supravalvulären Aortenstenosen ist heterogen. Es gibt ringförmige membranöse Formen, bei denen die Intimaverdickung auf die Ränder der Aortenklappentaschen übergreift und diese stenosieren kann, und die selteneren Uhrglasformen, bei denen eine verdickte Aortenwand und ein enges Lumen von oberhalb der Kommissuren bis zum Aortenbogen reichen können. Gelegentlich befällt die diffuse Form auch den Pulmonalarterienstamm. Periphere Pulmonalstenosen sind beim Williams-Beuren-Syndrom häufig und bei sporadischen und familiären Fällen ebenfalls nicht selten. Auch an peripheren Arterien finden sich gelegentlich entsprechende Veränderungen. Koronarveränderungen weisen eine akzelerierte Atheriosklerose aufgrund des hohen Perfusionsdrucks auf.

13.2 Operationsindikation

Bei Neugeborenen und Kleinkindern mit einer schweren Aortenklappenstenose ist stets eine Operationsindikation gegeben, allerdings sollte bei sehr schlechter Kreislaufsituation zuerst eine Wiedereröffnung des Ductus Botalli durch eine Prostaglandininfusion erfolgen. Ältere Kinder sollten nur bei Symptomen oder einem Gradienten > 50 mmHg einer Intervention unterzogen werden. Prinzipiell gibt es 2 Möglichkeiten, die von Lababidi et al. [78] 1984 erstmals beschriebene Ballonvalvuloplastie und die offene chirurgische Valvulotomie, wobei das interventionelle Verfahren bei Neugeborenen mit low cardiac output mit anschließender chirurgischen Versorgung in der Regel bevorzugt wird.

Bei den Subaortenstenosen ist das Vorgehen prinzipiell identisch, d.h. bei Auftreten von Symptomen oder bei einem Gradienten > 50 mmHg ist eine Operationsindikation gegeben. Entwickelt sich eine Aortenklappeninsuffizienz, erfolgt ebenfalls eine operative Intervention, selbst wenn die Aortenklappeninsuffizienz erst mild ausgeprägt ist.

Bei der supravalvulären Stenose gilt ein Gradient > 50 mmHg als Operationsindikation, darüber hinaus ist diese bei einer Koronarobstruktion gegeben.

13.3 Operationsverfahren

13.3.1 Offene Valvulotomie

Ein offene Valvulotomie erfolgt stets mit einer medianen Sternotomie und unter Verwendung der extrakorporalen Zirkulation. Sie wird im kardioplegischen Kreislaufstillstand durchgeführt. Mit einem 11er Messer werden die Kommissuren bis knapp an den Anulus eröffnet (1–2 mm Abstand), da eine Klappeninsuffizienz zumeist schlecht toleriert wird, ein Restgradient dagegen relativ gut. Mit einem Mikromesser werden die myxomatös verdickten Klappen im Sinne eines Sharings verdünnt.

13.3.2 Subaortenstenose

Bei einer membran- oder leistenartigen Subaortenstenose werden die extrakorporale Zirkulation standardmäßig angeschlossen und das Herz kardioplegisch stillgestellt. Über die rechte obere Lungenvene kann ein Vent eingelegt werden. Wenige Millimeter oberhalb des sinotubulären Übergangs wird die Aorta längs oder quer eröffnet, die Klappensegel werden retrahiert. Nach Klärung der Beziehung der Stenosestruktur zu den Aortenklappentaschen, zum Ansatz des anterioren Mitralsegels und zum membranösen Septum wird das Gewebe der stenosierenden Struktur direkt unterhalb des rechtskoronaren Segels mit einem kleinen Häkchen stabilisiert und bis zu seiner Basis mit einem 11er Messer inzidiert. Die Schnittführung wird im und gegen den Uhrzeigersinn weitergeführt, bis alles in den Ausflusstrakt vorwölbende Gewebe entfernt ist. Im Bereich des membranösen Septums und der Mitralklappe schneidet man weniger tief, um entsprechende Lazerationen zu vermeiden. Eine großzügige Myektomie senkt das Rezidivrisiko. Anschließend werden die Aortotomie verschlossen und der Eingriff beendet.

Bei der hypertrophen Kardiomyopathie entspricht das Vorgehen weitgehend der Morrow-Operation [99]. Eine radiäre Inzision erfolgt unterhalb des rechtskoronaren Klappensegels, eine zweite weiter links, so nah als möglich an der Mitralklappe. Anschließend werden beide Inzisionen miteinander verbunden und das dazwischen liegende Myokard reseziert.

Die ventrikuläre Septumplastik eignet sich besonders bei Fällen mit einer längerstreckigen Stenose oder einer hypertrophen obstruktiven Kardiomyopathie, aber intakter Aortenklappe. Nach medianer Sternotomie wird eine extrakorporale Zirkulation initiiert, wobei eine bikavale Kanülierung erfolgt. Das rechtsventrikuläre Infundibulum wird mit einem bogenförmigen Schnitt unterhalb der Pulmonalklappe eröffnet, der bis an den Aortenanulus heranreicht, links neben dem rechten Koronarostium. Im eröffneten rechten Ausflusstrakt blickt man direkt auf das Ventrikelseptum, welches längs inzidiert wird. Der Schnitt wird so weit nach proximal geführt, bis der gesamte stenosierende Bereich eröffnet ist. Distal wird wiederum der Bereich zwischen dem linken und rechten Segel direkt unterhalb der Aortenklappe erreicht. Nach Resektion der verdickten septalen Muskulatur wird ein ovaler Flicken aus glutaraldehydfixiertem autologem Perikard oder Dacron mit Matratzennähten in die Septuminzision eingenäht und diese damit verschlossen. Der rechtsventrikuläre Ausflusstrakt kann dann ohne plastische Erweiterung verschlossen werden, sofern keine Stenose in diesem Bereich vorliegt oder mutmaßlich nicht entsteht.

Bei einer tunnelförmigen Subaortenstenose mit einer hypoplastischen Aortenklappe wird eine Operation mit der von Konno et al. [77] vorgeschlagenen Technik durchgeführt, wobei bei Kleinkindern ein Aortenwurzelersatz mit Koronarreimplantation [28] bevorzugt wird. Das operative Vorgehen dieser modifizierten Konno-Operation entspricht initial dem der Septumplastik. Allerdings wird die Inzision im rechtsventrikulären Ausflusstrakt nach distal durch den Aortenanulus linksseits des rechten Koronarostiums bis in die Aorta geführt. Die Koronarostien werden als Buttons wie für die Switchoperation isoliert und die Aortenwurzel einschließlich Klappe reseziert. Der linksventrikuläre Ausflusstrakt wird anschließend durch einen aortalen Homograft (oder einem autologen Pulmonalisgraft) wieder rekonstruiert. Der Homograft wird mit einer fortlaufenden Naht im ventrikuloaortalen Übergangsbereich eingenäht und so positioniert, dass das anteriore Mitralsegel zur Erweiterung des subaortalen Ventrikelseptums verwendet werden kann. Hypertrophes Septumgewebe wird reseziert, die Koronararterien werden im Homograft reinseriert. Das distale Ende des Homografts wird End-zu-End mit der Aorta verbunden und abschließend das Infundibulum mit einem Flicken verschlossen.

Ein apikoaortales Conduit wird heutzutage nur noch selten verwendet. Bei einem isolierten Eingriff erfolgt dieser über eine linksseitige Thorakotomie und ohne extrakorporale Zirkulation. Liegen Begleitanomalien vor, die in gleicher Sitzung mitkorrigiert werden müssen, werden in der Regel eine Sternotomie durchgeführt und die Herz-Lungen-Maschine angeschlossen. Über eine Satinsiki-Klemme wird die Aorta descendens ausgeklemmt, das Klappen tragende Ende wird End-zu-Seit anastomosiert. Nachfolgend werden das Perikard anterior des N. phrenicus inzidiert und der linksventrikuläre Apex dargestellt. Filzarmierte Nähte werden vorgelegt und anschließend der linke Ventrikel über eine Stichinzision eröffnet. Wird der Eingriff ohne Herz-Lungen-Maschine durchgeführt, kann nun vor dem Ausschneiden eines kreisrunden Lochs ein Ballonkatheter durch die Stichinszision eingebracht werden, um größere Blutverluste zu vermeiden. Das apikale Ende eines Conduits wird in den linksventrikulären Apex eingeführt und über die vorgelegten Nähte fixiert. Abschließend werden die beiden Enden der Prothesen zurechtgeschnitten und End-zu-End anastomosiert [31, 33].

13.3.3 Supravalvuläre Stenose

In jedem Fall erfolgt ein Korrektureingriff mit Hilfe der extrakorporalen Zirkulation. Je nach der angewandten Technik wird Perikard gewonnen und in Glutaraldehyd fixiert.

Bei der umschriebenen Form wird die Aorta in Kardioplegie längs eröffnet, wobei die Schnittführung nach proximal Y-förmig in den nichtkoronaren und (links des Koronarostiums) in den rechtskoronaren Sinus bis an den weitesten Punkt des Sinus geführt wird. Der Bifukationspunkt des Y sollte dabei kranial der Stenose liegen. Die stenosierende Membran wird exzidiert, auch im Bereich des linken Koronarsinus. Zur Erweiterung und zur Rekonstruktion der Aorta wird ein Dacron-, PTFE- oder Perikardflicken in entsprechender Größe Y-förmig zurechtgeschnitten und mit einer fortlaufenden Naht eingenäht. Gelegentlich ist es jedoch notwendig, den linkskoronaren Bereich mit einem separaten, rautenförmigen Flicken zu erweitern. Alternativ kann die Brom-Technik angewandt werden, bei der alle 3 Sinus mit einzelnen Flicken erweitert werden [22].

Die Rekonstruktion einer diffusen supravalvulären Aortenstenose erfolgt mit selektiver Kopfperfusion oder im hypothermen Kreislaufstillstand, da das Ausmaß der Stenosierung von außen gewöhnlich nicht abzuschätzen ist. Nach einer entsprechenden Längsinzision der Aorta muss diese häufig bis zur Innenseite des distalen Aortenbogens verlängert werden und mit einem passenden Flicken rekonstruiert werden.

13.4 Intraoperative Probleme/Komplikationen

Die Valvulotomie ist, sofern keine Begleitanomalien (fließender Übergang zum hypoplastischen Linksherzsyndrom) vorliegen, mit einem geringen Risiko behaftet, sofern eine Aortenklappeninsuffizienz vermieden wird. Diese entsteht am häufigsten, wenn versucht wird, eine bikuspide in eine trikuspide Klappe umzuwandeln. Beim dann notwendigen Klappenersatz kommt angesichts der kleinen Größe des Anulus lediglich ein Eingriff mit Autograft (Ross-Operation) oder Homograft in Farge.

Bei Resektion einer membranartigen oder leistenartigen Subaortenstenose besteht die Gefahr eines iatrogenen Ventrikelseptumdefekts und einer Verletzung der Aortenklappe und des anterioren Mitralsegels. Gelegentlich ist das stenosierende Gewebe auch mit der Basis der Aortenklappentasche verschmolzen, was ebenfalls ein sehr vorsichtiges Vorgehen erfordert. Die ventrikuläre Septumplastik einschließlich der Konno-Operation und Ross-Konno-Operation ist technisch aufwändig, Nahtausrisse und Undichtigkeiten können erhebliche Probleme bereiten.

Bei einer ausgeprägten supravalvulären Stenose ist auf eine ausreichende Erweiterung zu achten, ein Restgradient ist nicht immer zu vermeiden. Darüber hinaus kann eine Kompromittierung des Flusses in die Sinus und Koronarostien bestehen, sodass die Klappentaschen vorsichtig mobilisiert werden müssen.

13.5 Ergebnisse

Bei Neugeborenen und Kleinkindern mit einer valvulären Aortenstenose hängt das Operationsrisiko vom präoperativen Zustand ab und ist bei einem Low-output-Snydrom am höchsten (10–20%). Der weitere Verlauf ist zunächst sehr günstig, aber innerhalb von 10–20 Jahren benötigt etwa jedes 3. Kind eine Reoperation. Moderne rekonstruktive Maßnahmen bzw. eine Ross-Operation finden Anwendung. Patienten, bei denen eine Valvulotomie im Neugeborenenalter durchgeführt wurde, benötigen eine Reintervention früher als andere Kinder, allerdings ist auch häufiger die Möglichkeit einer erneuten Valvulotomie gegeben.

Das perioperative Risiko bei Subaortenstenosen ist aufgrund der geringen Fallzahlen bislang nur ungenügend erfasst. Membranöse Formen weisen eine niedrigere, tunnelförmige Formen eine wesentlich höhere Letalität auf. Das Hauptproblem im Langzeitverlauf ist die Rezidivneigung, die auch nach initial vollständiger Eliminierung des Stenosegradienten besteht und neben einer Aortenklappeninsuffizienz Ursache für Reoperationen ist.

Supravalvuläre Stenosen weisen bei dieser lokalisierten Morphologie ein niedriges Risiko und eine gute Langzeitprognose auf. Reeingriffe sind so gut wie nie notwendig.

KAPITEL 14

**Transposition
der großen Arterien**

Die D-Transposition der großen Arterien gehört mit 5% zu den häufigeren komplexen Vitien und wurde erstmals 1797 von Baillie [5] beschrieben. Als erste palliative Maßnahme anastomosierten Lillehei u. Varco [87] Lungenvenen mit dem rechten Vorhof und die untere Hohlvene mit dem linken Vorhof. Blalock u. Hanlon [14] führten die geschlossene atriale Septektomie ein, die später durch die Ballonseptostomie nach Rashkind u. Miller [118] ersetzt wurde.

Eine atriale Umleitung der venösen Flüsse in Form einer Albert-Operation [1] gelang 1959 erstmals Senning [125] und wurde nach einigen Modifikationen durch Mustard [103] 1964 als atriale Switchoperation zu einem Standardeingriff. Die erste anatomische Korrektur (linker Ventrikel zur Aorta, rechter Ventrikel zur Pulmonalarterie) gelang 1969 Rastelli et al. [121], die erste intraventrikuläre Korrektur McGoon [95]. Verschiedenste Versuche einer koronaren Translokation folgten, bis 1975 Jatene et al. [67] erstmals über eine arterielle Switchoperation bei einer TGA mit großem Ventrikelseptumdefekt berichteten. Um auch untrainierte linke Ventrikel bei einer TGA mit intaktem Septum einer Switchoperation zuführen zu können, wurde von Yacoub et al. [155] ein zweizeitiges Vorgehen, d.h. eine vorherige Anlage eines Pulmonalisbandings, eingeführt.

14.1 Anatomie/Pathologie/Pathophysiologie

Bei der D-TGA besteht eine diskordante ventrikuloaortale Beziehung, während die Vorhöfe und Ventrikel konkordant sind (L-TGA: Vorhöfe und Ventrikel diskordant). Als wahrscheinlichste Ursache gilt die Hypothese eines abnormalen Wachstums der subaortalen und subpulmonalen Konusmuskulatur. Bei den meisten TGA-Fällen findet man einen gut entwickelten Konus unterhalb der Aorta, unterhalb der Pulmonalarterie dagegen nahezu keine Konusmuskulatur, aber eine pulmonalmitrale Kontinuität – genau entgegengesetzt der normalen Situation. Der subaortale Konus führt zu einer Vorverlagerung der Aorta und setzt dieselbe in Beziehung zum rechten Ventrikel. (Normalerweise verlagert der subpulmonale Konus die Pulmonalklappe nach vorne und links, während die Aortenklappe nach hinten und rechts verlagert wird.) In 5% der Fälle fehlt der subaortale Konus (bei der D-TGA mit intaktem Ventrikelseptum), wobei die Aorta weiter nach links vorne verlagert ist. Eine posteriore Lage der Aorta in Bezug auf die Pulmonalarterie ist noch viel seltener.

Eine Obstruktion des linksventrikulären Ausflusstrakts findet sich bei weniger als 10% der Patienten mit einem intakten Ventrikelseptum. Zumeist ist die Obstruktion dynamisch, d.h. bedingt durch die Linksverlagerung des Ventrikelseptums durch den hohen rechtsventrikulären Druck. Darüber hinaus findet sich nicht selten eine abnormale systolische Bewegung der anterioren Mitralsegel (SAM). Eine organische Obstruktion liegt häufiger bei einem begleitenden Ventrikelseptumdefekt aufgrund eines posterioren Malalignments des Konusseptums vor, wodurch eine tunnelartige Einengung entsteht. Andere, seltenere Begleitanomalien umfassen eine Isthmusstenose und einen hypoplastischen oder unterbrochenen Aortenbogen.

Normalerweise sind die Aorta und die Pulmonalarterie gleich groß, wobei verschiedene Koronarvariationen vorliegen können. In 99% der Fälle entspringen die Koronarien aus den beiden Sinus, die der Pulmonalklappe gegenüberliegen (facing sinus). Wenn die großen Gefäße nebeneinander liegen, entspringen die

Koronarien anterior und posterior. In 68% der Fälle kommt die linke Koronararterie vom linken Sinus und die rechte Koronararterie vom rechten Sinus (Typ 1). In 20% der Fälle entspringt der R. circumflexus von der rechten Koronararterie (Typ 2). Andere Variationen wie eine einzelne rechte (4,5%) oder linke (1,5%) Koronararterie, umgekehrt entspringende (3%) oder intramurale (2%) Koronarien sind rar und treten bei einer D-TGA vermehrt bei den selteneren Lagebeziehungen von Aorta und Pulmonalis (z. B. Seit-zu-Seit-Stellung) und bei assoziiertem Ventrikelseptumdefekt auf. Letzterer liegt bei etwa 25–40% der Fälle vor, wobei alle Defektformen vorkommen können und in einem Drittel der Fälle auch mit einer Pulmonalstenose assoziiert sind.

Die arterielle Sättigung hängt von der Größe und den Kommunikationen zwischen dem Pulmonal- und dem Systemkreislauf ab. Bei einer TGA mit intaktem Septum besteht ein überwiegender Rechts-links-Shunt auf Duktusebene mit inadäquater Oxygenierung, was zu einer metabolischen Azidose und zum frühen Tod führt, es sei denn, es besteht eine zusätzliche interatriale Kommunikation mit einem Links-rechts-Shunt. Als Notfallmaßnahme kann ein Rashkind-Manöver [118] unter echokardiographischer Kontrolle auf der Intensivstation durchgeführt werden. Liegt neben der TGA ein großer Ventrikelseptumdefekt vor, ist der Pulmonalfluss aufgrund des niedrigeren pulmonalarteriellen Widerstands deutlich erhöht, und die Hypoxämie ist wesentlich geringer ausgeprägt. Durch den großen pulmonalen Blutfluss sinkt der pulmonalarterielle Widerstand allerdings wesentlich langsamer ab, langfristig entsteht eine pulmonale Hypertonie. Ein offener Ductus arteriosus ist bei der TGA mit intaktem Ventrikelseptum in den ersten Tagen oder mindestens bis zu einer Septostomie lebenswichtig. Manchmal kann ein großer Ductus Botalli aber zum Low output und zum Lungenödem führen. Besteht begleitend eine linksventrikuläre Ausflusstraktobstruktion, gelangt das Blut bei einem offenen Ductus arteriosus über die Aorta zur Pulmonalarterie. Sobald sich der Ductus arteriosus verschließt, entsteht eine systemische Hypoxämie, bei der sich aortopulmonale Kollateralen ähnlich wie bei der Fallot-Tetralogie bilden können.

14.2 Operationsindikation

Unbehandelt sterben >50% der TGA-Fälle mit intaktem Ventrikelseptum innerhalb der ersten Lebensmonate, >90% innerhalb des ersten Lebensjahrs. Da selbst bei einer atrialen Septektomie oder einer Rashkind-Septostomie nur 50% der Kinder 2 Jahre überleben, wird heutzutage bereits sehr früh operativ interveniert.

Atriale Umkehroperationen weisen zwar initial ein niedriges Risiko auf, führen aber im Langzeitverlauf zu Komplikationen. Innerhalb von 10 Jahren entwickeln >50% Vorhofrhythmusstörungen, und in etwa 10% der Fälle entsteht eine rechtsventrikuläre Dysfunktion.

Aus diesem Grund wird heutzutage eine arterielle Switchoperation durchgeführt. Bei intaktem Ventrikelseptum (75% der Fälle) kann der Eingriff innerhalb der ersten 2 Wochen zumeist relativ einfach erfolgen. Nach etwa 3–4 Wochen hat die Muskelmasse des linken Ventrikels jedoch so stark abgenommen, dass eine primäre Switchoperation problematisch oder nicht mehr möglich ist. Es wird empfohlen, den linken Ventrikel dann zunächst mit einem Banding zu trainieren, ggf. unter zusätzlicher Anlage eines modifizierten Blalock-Taussig-Shunts. Bereits nach 1–2 Wochen kann ein Wiederanstieg der linksventrikulären Muskelmasse um 85% erreicht werden. Bei einer TGA mit Ventrikelseptumdefekt bleibt der linke Ventrikel stets einem großen Druck ausgesetzt, d.h. er trainiert für eine Korrektur. Dennoch sollte ein Korrektureingriff bei diesen Fällen nicht verschoben werden, es sei denn, die Kinder sind sehr klein oder es liegen zusätzliche muskuläre Ventrikelseptumdefekte vor, die sich spontan verschließen können. Darüber hinaus gedeihen die Kinder schlechter und weisen vermehrt pulmonale Infekte auf, auch die Entstehung einer pulmonalarteriellen Hypertonie wird gefördert. Liegt neben dem Ventrikelseptumdefekt auch eine Pulmonalstenose vor, sind verschiedene Optionen denkbar: Bei der Rastelli-Operation wird das Blut durch den VSD mit Hilfe eines Tunnels in die Aorta geleitet, die Pulmonalarterie verschlossen und dafür ein RV-PA-Conduit angelegt. Ähnlich wird bei der REV-Prozedur verfahren, wobei die Pulmonalarterien direkt mit dem rechten Ventrikel konnektiert werden. Bei der Nikaidoh-Operation wird die Aortenwurzel samt Koronararterien exzidiert, die Konusmuskulatur oberhalb der VSD durchtrennt und die Aortenwurzel an Stelle der Pulmonalklappe impantiert.

14.3 Operationsverfahren

Nach medianer Sternotomie wird ein Stück Perikard gewonnen und in 0,6%igem Glutaraldehyd fixiert. Die Kanülierung erfolgt bikaval oder mit einer Kanüle im rechten Vorhof in milder bis moderater Hypothermie. Vor Initialisierung der extrakorporalen Zirkulation werden die Pulmonalarterien bis zum Abgang der ersten Äste in den Lungenhili sowie die Aorta ascendens vollständig freipräpariert. Mit Beginn der extrakorporalen Zirkulation wird der Ductus arteriosus doppelt ligiert und durchtrennt. Die Aorta ascendens wird möglichst weit distal abgeklemmt und danach (zumeist) Kardioplegielösung infundiert. Anschließend werden die Aorta 1 cm oberhalb der Koronarabgänge quer durchtrennt und der Verlauf der Koronarien identifiziert. Die Koronarostien werden als Buttons isoliert und die proximalen Abschnitte der Koronarien mobilisiert. Nun wird die Pulmonalarterie direkt proximal der Bifurkation durchtrennt, der distale Anteil wird durch das Lecompte-Manöver [81] (außer bei einer Seit-zu-Seit-Stellung der großen Gefäße) nach vorne verlagert und durch Umsetzen der Aortenklemme dort gehalten (Abb. 20). Die korrespondierenden Koronarsinus der Pulmonalarterie werden inzidiert und die mobilisierten Koronarien spannungsfrei und ohne Kinking dort reinseriert. Koronaranomalien zwingen zu technischen Modifikationen und erlauben in allen Fällen eine Koronarreinsertion, vielleicht abgesehen von einem bilateralen intramuralen Verlauf mit einem gemeinsamen Ostium, bei dem evtl. eine Aubert-Operation [3] in Erwägung gezogen werden muss.

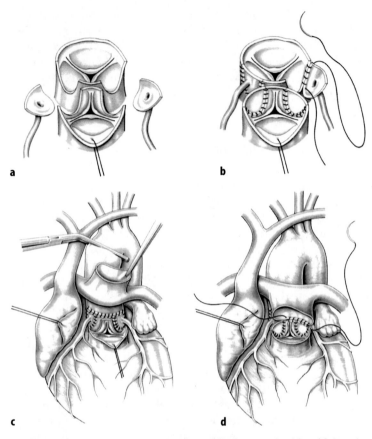

Abb. 20. Arterielle Switchoperation mit Isolierung der Koronarostien (**a**) und Reinsertion derselben in die frühere Pulmonalarterienwurzel (**b**); Pulmonalarterie, zunächst hinter Aorta (**c**) gelegen, wird durch Lecompte-Manöver nach vorne gebracht (**d**)

Die distale Aorta wird mit der Neoaorta End-zu-End anastomosiert und der Vorhofseptumdefekt, im Falle einer atrialen Kanülierung während eines kurzen Kreislaufstillstands, verschlossen. Die Kontinuität der Pulmonalarterie wird unter Einnähen eines Perikardflickens in die explantierten Koronarabgänge in der Neopulmonalwurzel wieder hergestellt. Dies kann auch nach Freigabe der Koronarperfusion während des Aufwärmens erfolgen. Nachfolgend wird die extrakorporale Zirkulation unter geeigneter Katecholamingabe beendet, wobei der systolische Blutdruck initial bei etwa 50–60 mmHg und der Druck im linken Vorhof bei 5–9 mmHg gehalten wird. Liegt ein begleitender Ventrikelseptumdefekt vor, kann dieser über den rechten Vorhof, gelegentlich auch durch die vordere oder hintere Semilunarklappe, verschlossen werden. Eine rechtsseitige Ventrikulotomie ist nur ausnahmsweise notwendig. Apikale Septumdefekte werden bevorzugt mit Schirmchen oder transatrial in Sandwichtechnik verschlossen.

14.4 Intraoperative Probleme/Komplikationen

Postoperative myokardiale Ischämiezeichen sind in der Regel Folge eines operationstechnischen Problems, das zu einer unmittelbaren Revision zwingt. Hierzu gehören ein Kinking der Koronararterie, eine hohe Spannung an der Koronarinsertionsstelle (vermindert den Querschnitt des Gefäßes) und eine Kompression der Koronarien durch die rekonstruierten großen Gefäße. Bei der Rekonstruktion der Aorta ist darauf zu achten, dass diese nicht torquiert wird und Größenunterschiede zwischen Neoaortenwurzel und distaler Aorta ascendens ausgeglichen werden. Seitens der Pulmonalarterienrekonstruktion sollten die Perikardimplantate großzügig bemessen werden, um eine supravalvuläre Stenose zu vermeiden.

14.5 Ergebnisse

Das Risiko bei einer einfachen TGA liegt in Deutschland im Durchschnitt bei 5,7%, Haupttodesursache sind Koronarprobleme, seltener ein linksventrikuläres Pumpversagen oder eine pulmonale Hypertonie. Bei einer TGA mit Ventrikelseptumdefekt steigt das Risiko auf 9,7%, bei einer TGA mit einem Ventrikelseptumdefekt und einer Pulmonalstenose liegt die Letalität Neugeborener und älterer Kinder sogar bei > 30%! Darüber hinaus steigern Begleitanomalien, wie multiple Septumdefekte, Aortenbogenanomalien, ungewöhnliche Koronarabgänge und Ostiumstenosen das Risiko.

Die Langzeitprognose ist ausgezeichnet, Spättodesfälle sind selten (2–3%). Jedoch findet sich bei Nachkatheterisierungen manchmal eine supravalvuläre Pulmonalstenose, die durch eine Ballondilatation oder eine Erweiterungsplastik angegangen werden kann. Eine relevante Pulmonalstenose mit einem Gradienten > 30 mmHg liegt in etwa 4% der Fälle vor. Supraaortale Stenosen entstehen nahezu nie. Dagegen zeigen sich eine triviale Aortenklappeninsuffizienz in bis zu 20% der Fälle, eine signifikante Insuffizienz aber nur bei 3% der Patienten. Aortopulmonale Kollateralen wurden in bis zu 46% der Patienten nachgewiesen, ein interventioneller Verschluss ist aber nur in etwa 10% dieser Fälle notwendig.

Koronaranomalien sind selten und mannigfaltig. Chirurgisch relevant sind der Fehlabgang der linken Koronararterie aus der Pulmonalis (ALCAPA: anomalous left coronary artery from the pulmonary artery) sowie Koronarfisteln. Die geschätzte Häufigkeit des ALCAPA, das nach seinen Erstbeschreibern auch Bland-White-Garland-Syndrom [16] genannt wird, variiert in der Literatur von 1:30 000–1:300 000.

Angeborene Koronarfisteln sind noch seltener als das ALCAPA-Syndrom. In einer Literaturübersicht von 1989 wurden weltweit nur 286 Fälle zusammengestellt. Der erste erfolgreiche Fistelverschluss wird Biorck u. Crafoord [11] 1947 zugeschrieben, mit Hilfe der extrakorporalen Zirkulation gelang er erstmals 1959 Swan et al. [135].

15.1 Anatomie/Pathologie/Pathophysiologie

15.1.1 ALCAPA

Der Fehlabgang der linken Koronararterie kann überall im Bereich des Pulmonalarterienhauptstamms und seiner Hauptäste liegen, findet sich aber zumeist im linksposterioren Pulmonalklappensinus, etwas seltener im rechtsposterioren Sinus und in der posterioren Wand der Pulmonalarterie. Anteriore Fehlabgänge der Koronararterie aus der Pulmonalis sind extrem rar. Zwischen beiden Koronargefäßen findet sich ein unterschiedliches Maß an Kollateralenbildung über den Circle of Vieussens

(Verbindung zwischen dem linken Konusast aus dem RIVA und dem rechten Konusast aus der RCA). Etwa im Alter von 6 Wochen – mit Abfall des pulmonalvaskulären Widerstands – entwickeln die Kinder Angina oder Zeichen eines Myokardinfarkts mit nachfolgenden Vernarbungen, eine linksventrikuläre Dilatation und eine sekundäre Mitralklappeninsuffizienz (verursacht durch eine Dilatation des linken Ventrikels und des Mitralanulus, durch eine Dyskinesie der Ventrikelwand und durch Ischämie eines Papillarmuskels). Mit Verschluss des Ductus Botalli sinkt der pulmonale Perfusionsdruck, und die Situation der Kinder verschlechtert sich. Wenn die Kinder diese Krise überleben, kann sich über die Kollateralenbildung ein Links-rechts-Shunt über die linke Koronararterie in die Pulmonalarterie bilden, der auch diagnostisch genutzt werden kann.

15.1.2 Koronarfisteln

Bei den Koronarfisteln handelt es sich um eine angeborene direkte Kommunikation zwischen einer Koronararterie und einer der 4 Herzkammern oder einem herznahen arteriellen oder venösen Gefäß. Die Fistel kann in ein Koronargefäß münden, oder das Koronargefäß kann als Fistel enden. Als Folge entstehen eine Dilatation, Elongation und dadurch Schlängelung des Koronargefäßes. In seltenen Fällen bildet sich ein großes Aneurysma aus, das allerdings nur ein geringes Rupturrisiko hat.

In etwa 50% der Fälle ist die rechte Koronararterie betroffen, die linke nur in 35% und beide Koronararterien nur in 5% der Fälle. In mehr als 90% der Fälle dränieren Koronarfisteln in Strukturen, die zum rechten Herzen gehören, zu 40% in den rechten Ventrikel, zu 25% in den rechten Vorhof, zu 15–20% in die Pulmonalarterie und zu 7% in den Koronarsinus. Multiple Fisteln wurden in einem Patientenkollektiv in 16% der Fälle gefunden, aneurysmatische Veränderungen in 19% der Fälle. In etwa 40% der Fälle finden sich Begleitanomalien (Koronarfisteln sind eine wichtige Komponente bei der Pulmonalatresie mit intaktem Ventrikelseptum).

Koronarfisteln zur rechten Herzkammer führen durch ein koronares Stealsyndrom sowie durch die linksventrikuläre Volumenbelastung zu einer myokardialen Ischämie. Symptome einer Herzinsuffizienz und Angina entwickeln sich in Abhängigkeit von der Größe der Fistel und treten häufig erst im fortgeschrittenen Lebensalter auf. Der durch den Shear-Stress verursachte Endothelschaden führt zu aneurysmatischen oder frühzeitigen atherosklerotischen Veränderungen.

15.2 Operationsindikation

15.2.1 ALCAPA

Mit der Diagnose sollte auch die Indikation für eine chirurgische Korrektur gestellt werden, auch wenn unter rein medikamentöser Therapie beachtliche Erfolge erzielt wurden. Auch bei asymptomatischen älteren Kindern und Erwachsenen bestehen immer das Risiko einer zunehmenden Verschlechterung der linksventrikulären Pumpfunktion sowie das Risiko eines plötzlichen Herztods. Die Frage der Korrektur der Mitralklappeninsuffizienz wird umstritten diskutiert, bei einem operativen Vorgehen wird zumeist eine Mitralklappenrekonstruktion (z.B. Kay-Plastik) vorgeschlagen.

15.2.2 Koronarfisteln

Obwohl Spontanrupturen sehr selten sind, wird die Indikation zum Fistelverschluss nicht nur bei symptomatischen Patienten gestellt, sondern auch bei asymptomatischen Patienten mit einem Qp/Qs > 1,3 : 1. Die operative Therapie verhindert eine Progression der Fistelgröße und vermindert das Risiko einer Endokarditis, die bei etwa 5% der Patienten komplizierend entsteht. Ein Spontanverschluss der Koronarfisteln ist extrem rar.

15.3 Operationsverfahren

15.3.1 ALCAPA

Die ersten Therapieansätze zielten darauf ab, durch ein Banding der Pulmonalarterie oder durch Anlage eines aortopulmonalen Fensters den Perfusionsdruck in der linken Koronararterie zu erhöhen. Eine andere Idee war die Reduktion des myokardialen Steals durch Ligatur der linken Koronararterie. Physiologische Ansätze mit Wiederanlage eines 2-Koronar-Systems erfolgten durch eine Bypassanlage mit Hilfe der linken A. subclavia, der linken A. carotis communis, der linken A. thoracica interna oder einer Vene. Takeuchi et al. [136] beschrieben 1979 die Anlage eines aortopulmonalen Fensters mit einem intrapulmonalen Tunnel, um das arterielle Blut zum fehlabgehenden Ostium zu bringen. Mittlerweile wird eine direkte Reimplantation der linken Koronararterie in die Aorta bevorzugt.

Über eine mediane Sternotomie wird die Herz-Lungen-Maschine angeschlossen. Mit Beginn der extrakorporalen Zirkulation werden die Pulmonalarterien mit Tourniquets okkludiert. Hierdurch wird in der Pulmonalarterie ein höherer Druck aufrechterhalten, der die myokardiale Durchblutung bessert. Darüber hinaus führt die Verringerung der pulmonalen Perfusion zu einer Abnahme der linksventrikulären Volumenbelastung. Nach moderatem Abkühlen werden die Aorta abgeklemmt und Kardioplegielösung infundiert. Eine pulmonale Applikation ist nicht notwendig, eine retrograde Gabe vorteilhaft.

Für eine Koronarreimplantation wird die Pulmonalarterie in Höhe der fehlabgehenden Koronararterie quer inzidiert. Nach Identifizierung des Koronarostiums werden die Pulmonalarterie durchtrennt und das Koronarostium wie bei der Switchoperation als Button isoliert. Nicht selten liegt das Ostium am Oberrand der posterioren Kommissur, die dann etwas abgelöst werden muss. Hierbei resultiert in der Regel keine relevante Pulmonalklappeninsuffizienz. Die Koronararterie wird mobilisiert, bis sie spannungsfrei an der linksseitigen Hinterwand der Aorta mit Hilfe einer Trap-door-Inzision reinseriert werden kann.

Die Pulmonalarterie wird mit einem Perikardflicken spannungsfrei rekonstruiert.

Die transpulmonale Tunnelanlage nach Takeuchi et al. [136] ist nur selten notwendig, aber z. B. bei einem linksseitigen Ostium sehr vorteilhaft. Auch hier wird die Pulmonalarterie quer eröffnet. Nach Inspektion der anatomischen Verhältnisse wird ein Flap aus der vorderen Pulmonalarterienwand geschaffen, der an der rechten Seite fixiert ist. Hinter dem Flap wird ein etwa 3 mm großes aortopulmonales Fenster geschaffen, d. h. Aorta und Pulmonalarterie werden miteinander vernäht. Der Flap wird in das Pulmonalarterienlumen gelegt und mit der Hinterwand so vernäht, dass ein Tunnel vom aortopulmonalen Fenster zum fehlabgehenden Koronarostium entsteht. Die Aortotomie wird verschlossen, und die Pulmonalarterie wird mit einem glutaraldehydfixierten Perikardflicken rekonstruiert. Alternativ kann der Tunnel auch aus 2 Flaps, je einen aus Aorta und Pulmonalarterie, angelegt werden.

15.3.2 Koronarfisteln

Der Eingriff erfolgt üblicherweise über eine mediane Sternotomie, damit im Bedarfsfall die Herz-Lungen-Maschine einfach angeschlossen werden kann. Ohne extrakorporale Zirkulation können Fisteln angegangen werden, wenn sie leicht erreichbar sind und am distalen Ende der Koronarien liegen. Das Fistelgefäß wird angeschlungen und zunächst temporär okkludiert, um zu prüfen, ob das Fistelgeräusch sistiert und keine EKG-Veränderungen entstehen. Wird dies vom Patienten problemlos toleriert, kann die Fistel ligiert werden. In manchen Fällen können Fisteln unter der Koronararterie durch filzarmierte Matratzennähte verschlossen werden. Sind die Koronarfisteln sehr groß und geschlängelt, schlecht zugänglich oder entspringen proximal in den Koronargefäßen, ist die Verwendung der Herz-Lungen-Maschine ratsam, um Blutungskomplikationen zu vermeiden. An kardioplegisch stillgestelltem Herz kann zudem der Mündungsbereich der Fistel dargestellt und verschlossen werden. Große aneurysmatische Fisteln erfordern neben dem Fistelverschluss zusätzlich eine Aneurysmaraffung. Die Koronararterie wird längs inzidiert, die Fistel übernäht und nachfolgend die Koronararterie nach Verkleinerung des Aneurysmas wieder verschlossen. In seltenen Fällen, in denen das Koronaraneurysma komplett reseziert werden muss, ist nachfolgend eine aortokoronare Bypassanlage notwendig.

15.4 Intraoperative Probleme/Komplikationen

Das Hauptproblem beim ALCAPA sind zumeist die linksventrikuläre Dysfunktion und die Mitralklappeninsuffizienz. Gelegentlich ist die Entwöhnung von der extrakorporalen Zirkulation schwierig und gelingt nur mit sehr hohen Katecholaminmengen. In wenigen Fällen ist sogar eine mechanische Kreislaufunterstützung erforderlich.

Die Schwierigkeit des Verschlusses von Koronarfisteln ist, diese zu finden und zu versorgen. Liegen multiple Fisteln vor und können diese von extern nicht identifiziert werden oder ist zuviel Myokard durch den Fistelverschluss gefährdet, wird ein intrakardialer Zugang empfohlen. Mit Hilfe von Kardioplegie lassen sich die Fistelmündungen identifizieren und mit Matratzennähten verschließen.

15.5 Ergebnisse

Ohne chirurgischen Eingriff beträgt die Letalität beim ALCAPA im 1. Lebensjahr >90%. Die Ligatur der Koronararterie bzw. der Verschluss des Ostiums sind mit einer signifikanten Letalität verbunden, wogegen das Takeuchi-Verfahren sehr gute Ergebnisse aufweist. Allerdings bestehen bei diesem andere Probleme, wie die Obstruktion des rechtsventrikulären Ausflusstrakts, die Verletzung der Aortenklappe, eine Stenosierung sowie eine Undichtigkeit des Tunnels. Das beste Verfahren scheint daher die Koronartransposition zu sein, wobei allerdings von einer Letalität von bis zu 23% berichtet wird. Die Mitralklappe muss beim Ersteingriff nur sehr selten angegangen werden, da sich die Mitralfunktion nach der Korrektur der Koronararterienverhältnisse zumeist bessert. Im Spätverlauf wurde allerdings eine operationswürdige Mitralklappeninsuffizienz in 8–40% der Fälle beschrieben, als Ursache dafür wurde ein Endokardfibroelastose- bzw. ein Koronarproblem vermutet!

Das Operationsrisiko bei Koronarfisteln ist relativ gering und liegt bei etwa 4%. Eine temporäre Myokardischämie oder ein Myokardinfarkt wurden in 3%, ein Rezidiv in 4% der Fälle berichtet. Der Langzeitverlauf ist hervorragend, auch wenn es in den meisten Fällen nicht zu einer Involution der dilatierten Koronararterie kommt.

Ein aortopulmonales Fenster ist eine sehr seltene Fehlbildung, die isoliert und in Verbindung mit anderen Fehlbildungen auftritt. Da selbst in großen Institutionen höchstens ein Fall pro Jahr gesehen wird, gibt es keine großen Erfahrungsberichte. Die Erstbeschreibung erfolgte 1830 durch Elliotson, der erste chirurgische Therapieansatz 1952 durch Gross [58], der eine Ligatur einer aortopulmonalen Kommunikation durchführte. Das derzeit favorisierte Verfahren wurde erstmals 1978 von Johansson et al. [68] berichtet.

16.1 Anatomie/Pathologie/Pathophysiologie

Als Ursache wird eine abnormale Entwicklung des aortopulmonalen Septums angesehen. Inwieweit das aortopulmonale Fenster mit anderen konotrunkalen Fehlbildungen wie dem Truncus arteriosus zusammenhängt, ist bislang ungeklärt.

Das aortopulmonale Fenster ist entweder am linksseitigen posterolateralen oder am posterioren Aspekt der Aorta ascendens bzw. am rechtsseitigen anterolateralen Aspekt der Pulmonalarterie (62%) oder im anterioren Bereich der rechten Pulmonalarterie (38%) lokalisiert. Im ersten Fall liegt der Defekt direkt oberhalb der Klappe, im zweiten Fall etwas mehr kranial. Bei einem sehr großen Defekt hat man den Eindruck, dass die rechte Pulmonalarterie separat von der Aorta abgeht (Hemitrunkus).

In 50–66% der Fälle finden sich begleitende Koronaranomalien. Einzelne oder alle Koronarien können im Bereich des aortopulmonalen Fensters und sogar aus der Pulmonalarterie entspringen. Andere häufige Begleitanomalien sind ein unterbrochener Aortenbogen (Typ A), ein Vorhof- oder Ventrikelseptumdefekt sowie ein offener Ductus arteriosus.

In der Regel ist der Defekt so groß, dass keine Durchtrennung bzw. Restriktion des Flusses auftritt, d.h. er ähnelt pathophysiologisch einem großen offenen Ductus arteriosus. Im Vergleich dazu führt ein aortopulmonales Fenster jedoch früher zu einer schweren Herzinsuffizienz und zu Gedeihstörungen. Typischerweise verschlechtern sich die Kinder, so bald der pulmonalarterielle Widerstand sinkt. Unbehandelt sterben die meisten Patienten im Kleinkindesalter. Ein Langzeitüberleben ist nur möglich, wenn sich eine pulmonalarterielle Widerstandserhöhung ausbildet, die dem Shunt entgegenwirkt.

16.2 Operationsindikation

Mit Diagnosestellung ist die Indikation für eine chirurgische Korrektur aufgrund der schlechten Prognose gegeben. Nur bei einem extrem kleinen Shunt kann die Operation verzögert werden. Die einzige absolute Kontraindikation ist die Entwicklung einer Eisenmenger-Reaktion.

16.3 Operationsverfahren

Nach medianer Sternotomie erfolgt der Anschluss der extrakorporalen Zirkulation mit einer möglichst hohen aortalen Kanülierung. Eine ausführliche Darstellung der großen Gefäße ist nicht notwendig. Die beiden Pulmonalarterien werden angeschlungen und nach Institution der extrakorporalen Zirkulation ggf. temporär okkludiert.

Im kardioplegischen Herzstillstand werden das aortopulmonale Fenster längs inzidiert und ein ovaler glutaraldehydfixierter Perikardflicken oder ein Dacronflicken, welcher der Größe des Defekts entspricht, mit einer fortlaufenden Naht direkt in

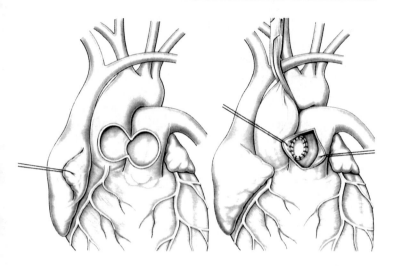

Abb. 21. Verschluss eines aortopulmonalen Fensters mit einem Dacronflicken (pulmonaler Zugang)

den Defekt eingenäht. Alternativ können ein pulmonaler oder ein aortaler Zugang gewählt und ein Perikardflicken in die jeweilige Mündung des aortopulmonalen Fensters genäht werden (Abb. 21).

16.4 Intraoperative Probleme/Komplikationen

Liegen zusätzlich Koronaranomalien vor, muss die Operationstechnik variiert werden. Hierbei versucht man, die Lage des Flickens zu verändern und die Koronarostien nicht anzutasten.

Besteht ein unterbrochener Aortenbogen, handelt es sich um eine komplexere anatomische Situation mit einem zumeist sehr großen Defekt. Der Flicken und die Naht müssen so konfiguriert werden, dass keine Einengung der rechten Pulmonalarterie oder der Aorta entsteht.

16.5 Ergebnisse

Das Operationsrisiko ist heutzutage sehr niedrig, wenn der Eingriff im Säuglingsalter und bei reversiblem pulmonalem Hochdruck durchgeführt wird. In diesem Fall sind auch im Langzeitverlauf exzellente Ergebnisse zu erwarten. Aussagekräftige Patientenserien liegen bislang jedoch noch nicht vor.

Der Truncus arteriosus gehört zu den seltenen angeborenen Herzfehlern, er findet sich in einer Häufigkeit von 1:150000 bei Kindern im Alter bis zu 14 Jahren. Die relative Häufigkeit bei herzkranken Säuglingen beträgt etwa 3%.

Ein Truncus arteriosus wurde erstmals 1798 durch Wilson [154] beschrieben. Die erste chirurgische Rekonstruktion erfolgte 1962 durch Behrendt et al. [7] mit Hilfe eines klappenlosen Conduits vom rechten Ventrikel zur Pulmonalarterie und eines Verschlusses des Ventrikelseptumdefekts. Klappen tragende Allografts, die erstmals von McGoon et al. [97] verwendet wurden, wiesen initial eine sehr hohe Letalität auf, erlauben aber mittlerweile eine frühe Korrektur mit akzeptablen Ergebnissen. In Deutschland werden derzeit etwa 50 Trunkusoperationen pro Jahr durchgeführt.

17.1 Anatomie/Pathologie/Pathophysiologie

Als Truncus arteriosus bezeichnet man eine Anomalie, bei der ein einzelnes großes Gefäß aus dem Herzen entspringt, das die Koronararterien, Pulmonalarterien und die aszendierende Aorta abgibt, wobei fast immer ein Ventrikelseptumdefekt (identisch zur Fallot-Tetralogie) und eine Taschenklappe mit 2–4 Taschen vorliegen. Der Anulus der gemeinsamen Taschenklappe ist größer als normal und liegt häufig in der normalen aortalen Position mit einer truncal-mitralen Kontinuität. Ein offenes Foramen ovale oder ein Vorhofseptumdefekt sind häufig. Fast immer findet sich ein Situs solitus mit D-Loop-Konfiguration. Koronaranomalien liegen in 50% der Fälle vor. Die linke Koronararterie kann hoch im Sinus oder sogar im Trunkus abgehen. Aus der rechten Koronararterie kann ein bedeutsames RIVA-Gefäß entspringen. Ein rechtsseitiger Aortenbogen liegt in 30% der Fälle vor, eine aberrante A. subclavia in 5–10% der Fälle. Der Ductus arteriosus fehlt zumeist oder ist extrem klein. In 10–15% der Fälle liegen allerdings ein großer Ductus arteriosus mit einer Aortenbogenhypoplasie oder ein unterbrochener Aortenbogen vor. Embryologisch gesehen fehlen beim Truncus arteriosus das aortopulmonale Septum, das subpulmonale Infundibulum sowie – teilweise oder vollständig – das Pulmonalklappengewebe.

Gegenwärtig existieren für den Truncus arteriosus 2 Klassifikationen. Die Klassifikation von Collett u. Edwards [29] unterscheidet 4 Typen:

▮ Aus dem Trunkus geht ein Pulmonalarterienhauptstamm ab, der sich in die beiden Pulmonalarterien unterteilt.

▮ Die beiden Pulmonalarterien gehen direkt aus dem Trunkus ab.

▮ Die Pulmonalarterienäste entspringen aus verschiedenen Ostien aus dem Trunkus.

▮ Die Blutversorgung erfolgt über die Aorta descendens (wird derzeit nicht als Trunkus angesehen, sondern als Fallot-Fehlbildung mit Pulmonalklappenatresie!).

Auch Van Praagh u. Van Praagh [146] teilten in 4 Typen ein, wobei jeweils noch ein Typ A (mit Ventrikelseptumdefekt) von einem Typ B (ohne Ventrikelseptumdefekt) unterschieden wird:

▮ Das aortopulmonale Septum ist partiell ausgebildet, d.h. es besteht ein Pulmonalarterienhauptstamm.

▮ Das aortopulmonale Septum fehlt, d.h. ein Pulmonalarterienhauptstamm fehlt.

▮ Ein Pulmonalarterienastabgang im Trunkus fehlt.

▮ Es liegt ein hypoplastischer oder unterbrochener Aortenbogen mit einem weiten offenen Ductus arteriosus vor.

Aufgrund des Ventrikelseptumdefekts mischen sich das venöse und das arterielle Blut, was zu einer moderaten Zyanose führt (O_2-Sättigung < 80%). Ist der Abgang der Pulmonalarterie nicht stenosiert, droht eine pulmonalarterielle Hypertonie. Ungünstig für den Verlauf und die Prognose sind Stenosen oder Insuffizienzen der Trunkusklappe und das Vorhandensein eines unterbrochenen Aortenbogens, welche zu einer schweren Herzinsuffizienz führen können, wogegen Stenosen der Pulmonalarterienäste durch die Begrenzung des Links-rechts-Shunts eher günstig sind.

17.2 Operationsindikation

Das Vorliegen eines Truncus arteriosus ist per se eine absolute Operationsindikation, da ohne chirurgischen Eingriff nur etwa 50% der Kinder 1 Monat überleben. Nach 1 Jahr leben noch etwa 12% der Kinder. Differenzialdiagnostisch sind ein aortopulmonales Fenster und eine Fallot-Tetralogie mit Pulmonalatresie auszuschließen. Der Korrektureingriff erfolgt im Neugeborenenalter, am besten in der 2.–4. Woche.

17.3 Operationsverfahren

Nach medianer Sternotomie und Gewinnung eines Perikardflickens, der in Glutaraldehyd fixiert wird, erfolgt eine extrakorporale Zirkulation unter Kanülierung der Aorta oberhalb der Trunkusgabelung und entweder bikaval oder nur über den rechten Vorhof. Mit Beginn der extrakorporalen Zirkulation werden beide Pulmonalarterien angeschlungen und okkludiert, bis die Aorta abgeklemmt und das Herz stillgestellt sind.

17.3.1 Einfacher Truncus arteriosus

Zuerst werden die beiden Pulmonalarterien an ihrer gemeinsamen Mündung vom Trunkus abgetrennt. Liegt noch ein kurzer Pulmonalarterienhauptstamm vor, ist dies relativ einfach zu erreichen. Fehlt dieser oder ist er nur angedeutet, muss etwas Trunkusgewebe mitexzidiert werden. Der Defekt im Trunkus wird anschließend direkt, im letzteren Fall mit Hilfe eines Perikardflickens, verschlossen. Alternativ kann man den Trunkus auch oberhalb und unterhalb der Pulmonalisabgänge durchtrennen, wodurch genügend Gewebe an den Pulmonalarterien für die weitere Versorgung gewonnen wird. Anschließend werden die Gefäßstümpfe wieder End-zu-End anastomosiert.

Es folgt eine Längsinzision im rechtsventrikulären Ausflusstrakt direkt unterhalb der Trunkusklappe, wodurch der Septumdefekt dargestellt wird. Verwehren größere Koronararterienäste die Inzision, muss diese modifiziert werden, um die Koronargefäße zu erhalten. Der inferiore und der posteriore Rand des Septumdefekts sind normalerweise muskulär, sodass Nähte im septalen Trikuspidalklappensegel vermieden werden können. Reicht der Septumdefekt bis an den Trikuspidalklappenring, entspricht die Vorgehensweise dem bei der Fallot-Tetralogie. Da ein infundibuläres Septum fehlt, wird der zurechtgeschnittene Dacron-, PTFE- oder Perikardflicken am superioren Aspekt des Defekts an den Inzisionsrand unmittelbar unterhalb der Trunkusklappe fixiert.

Nachfolgend wird das Vorhofseptum inspiziert. Zeigt sich ein offenes Foramen ovale, wird es belassen, wogegen ein großer Septumdefekt entweder verschlossen oder von einigen Operateuren auf eine 2- bis 3-mm-Kommunikation reduziert wird. Auf diese Weise wirkt man einem postoperativen Rechtsversagen entgegen, da die Kinder innerhalb der ersten 24–48 h postoperativ häufig pulmonalhypertensive Krisen entwickeln. Durch die interatriale Kommunikation entsteht dann passager ein signifikanter Rechts-links-Shunt mit einem systemarteriellen pO_2 von 30–40 mmHg, der allmählich abnimmt.

Nach Verschluss der Atriotomie und während des Aufwärmens wird ein Klappen tragendes Homograft End-zu-End mit dem gemeinsamen distalen Pulmonalarterienostium anastomosiert. Abschließend wird das proximale Homograftende in die rechtsventrikuläre Inzision eingenäht, wobei zwei Drittel der

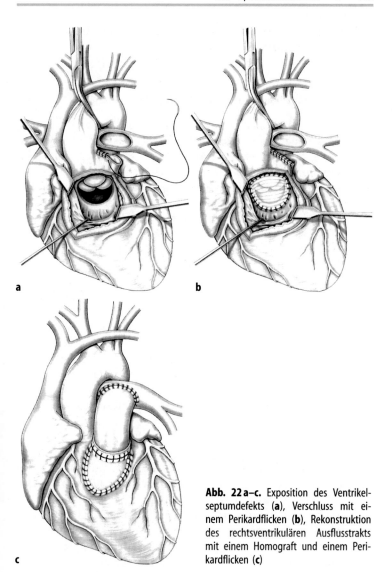

Abb. 22 a–c. Exposition des Ventrikelseptumdefekts (**a**), Verschluss mit einem Perikardflicken (**b**), Rekonstruktion des rechtsventrikulären Ausflusstrakts mit einem Homograft und einem Perikardflicken (**c**)

Zirkumferenz mit Hilfe eines Perikardflickens augmentiert werden. Die Implantation eines klappenlosen Conduits wird im Neugeborenenalter unterschiedlich gut toleriert (Abb. 22).

17.3.2 Trunkusrekonstruktion mit Klappenersatz

Die Einschätzung einer Trunkusstenose ist nicht immer einfach. Durch die Abnahme der Volumenbelastung ist eine postoperative Trunkusstenose sehr ungewöhnlich, sie stellt auch keinen Risikofaktor für die perioperative Letalität dar. Da bei einer Kommissurotomie sehr leicht eine erhebliche Insuffizienz entstehen kann, wird in der Regel eine leichte bis moderate Klappenstenose akzeptiert. Eine präoperative truncale Klappeninsuffizienz ist ein größeres Problem, da sie präoperativ durch den diastolischen Blutfluss in die Lunge zumeist unterschätzt wird. Auch hier gilt, dass eine leichte bis moderate Insuffizienz akzeptiert wird.

In Fällen mit schwer wiegender Klappendysfunktion können eine Raffung der Kommissuren oder auch eine Anuloplastik erfolgreich sein, in komplexen Fällen ist ein Klappenersatz unumgänglich. Bei Neugeborenen eignet sich hierzu am besten ein aortales Homograft. Zunächst werden die Pulmonalarterien abgesetzt und dann die Aorta oberhalb der Klappenebene durchtrennt. Die Aortenwurzel wird exzidiert, und die Koronarostien werden wie bei der Switchoperation als Buttons isoliert. Die rechtsventrikuläre Ventrikulotomie erfolgt wie zuvor, wird aber nach kranial über den Klappenanulus erweitert. Anschließend wird das Homograft so in der Klappenebene mit einer fortlaufenden Naht eingenäht, dass der Ventrikelseptumdefekt mit dem anhängenden anterioren Mitralsegel verschlossen werden kann. Die Koronarostien werden wieder entsprechend der Switchoperation reinseriert und der Homograft End-zu-End mit der Aorta anastomosiert. Der rechtsventrikuläre Ausflusstrakt wird dann, wie zuvor, mit einem zweiten Klappen tragenden Homograft und einem Perikardflicken verschlossen.

17.3.3 Trunkusrekonstruktion
bei unterbrochenem Aortenbogen

Bei gleichzeitigem Vorliegen eines unterbrochenen Aortenbogens erfolgt die aortale Kanülierung im breiten Pulmonalarterienhauptstamm. Eine arterielle Doppelkanülierung ist aufgrund des offenen Ductus Botalli und der vorliegenden kleinen Aorta ascendens nicht notwendig. Mit Induktion der extrakorporalen Zirkulation werden die Pulmonalarterien okkludiert und nach Erreichen tiefer Temperaturen ein Kreislaufstillstand initiiert. Der Ductus arteriosus wird ligiert und abgesetzt. Alternativ kann die aortale Kanülierung über einen 3,5 mm PTFE-Shunt am Truncus brachiocephalicus oder direkt in dieses Gefäß erfolgen, sodass die nachfolgende Operation mit selektiver Kopfperfusion durchgeführt werden kann. Das Pulmonalarteriensegment der Trunkuswurzel wird oberhalb der Klappe durchtrennt. Von der Aorta descendens wird das Duktusgewebe entfernt, und die Verbindung zur kleinkalibrigen Aorta ascendens wird hergestellt. Dies ist auf zweierlei Weise möglich:

1. Ist der Abstand kurz und eine gute Mobilisation möglich, kann eine direkte End-zu-End-Anastomose erfolgen.
2. Alternativ kann die linke A. subclavia geopfert werden, und nach Absetzen gedreht und mit der Aorta ascendens verbunden werden.

Sobald die Kontinuität zwischen Aorta ascendens und Aorta descendens wieder hergestellt ist, wird die gesamte hypoplastische Aorta von der Trunkusklappe bis zur Duktusinsertion längs aufgeschnitten und einschließlich des großen Trunkuslumens durch einen Perikardflicken analog der Situation beim hypoplastischen Linksherzsyndrom erweitert. Abschließend wird der rechtsventrikuläre Ausflusstrakt wie zuvor durch einen Klappen tragenden Homograft rekonstruiert.

17.4 Intraoperative Probleme/Komplikationen

Bei einer Insuffizienz der Trunkusklappe kann die Gabe von
Kardioplegielösung schwierig sein. Durch Einlage eines Vents
kann ein so großer Rückstrom entstehen, dass eine inadäquate
Systemperfusion erfolgt. Repetitive manuelle Kompression ist
hilfreich, gelegentlich helfen nur ein Abklemmen des Trunkus
und eine intrakoronare Gabe der Kardioplegielösung.

Postoperative pulmonalhypertensive Krisen treten bei einer
Korrektur im Neugeborenenalter mit etwa 16% viel seltener auf
als bei einer späteren Operation. So liegt die Inzidenz bei einem operativen Eingriff nach dem ersten Monat bei > 50%.

17.5 Ergebnisse

Ohne therapeutische Maßnahmen sterben etwa 50% der Kinder
innerhalb eines Monats, nach einem Jahr leben noch 10–25%,
vorwiegend solche mit pulmonalarteriellen Stenosen.

Die operative Letalität bei Neugeborenen ist mittlerweile von
> 50% auf < 10% gefallen, bei älteren Kindern und in wenigen,
sehr erfahrenen Institutionen ist das Risiko wesentlich geringer.
Risikofaktoren sind insbesondere ein niedriges Geburtsgewicht
und ein Trunkusklappenersatz. Darüber hinaus können eine
Trunkusklappeninsuffizienz, ein unterbrochener Aortenbogen
und Koronaranomalien den Eingriff erschweren.

Der Langzeitverlauf ist günstig, die 10-Jahres-Überlebensrate
liegt bei etwa 79%, nach Entlassung aus der stationären Behandlung sogar deutlich über 90%. Eine operative Revision des rechtsventrikulären Ausflusstrakts sowie Pulmonalisdilatationen sind
in etwa 50% der Fälle innerhalb von 13 Jahren notwendig. Ein Er-
satz der Trunkusklappe muss dagegen nur in etwa der Hälfte der
Fälle innerhalb von 3 Jahren und in etwa 22% der Fälle innerhalb
von 10 Jahren erfolgen. In manchen Fällen ist auch eine Rekonstruktion der Trunkusklappe möglich, wobei sich die Exzision einer Klappentasche mit einer entsprechenden Anulusreduktions-
plastik als besonders vorteilhaft erwiesen hat [94].

Die bedeutendste Anomalie des Aortenbogens ist der unterbrochene Aortenbogen, welcher bei etwa 1% aller Herzfehler zu finden ist und erstmals 1778 von Steidele beschrieben wurde. Klinisch relevant sind darüber hinaus eine Aortenisthmusstenose (s. Kapitel 19) und manchmal auch eine Gefäßringbildung durch einen doppelten Aortenbogen oder eine A. lusoria, während ein rechtsseitiger Aortenbogen per se keinen Krankheitswert aufweist.

Die erste chirurgische Korrektur eines unterbrochenen Aortenbogens durch eine End-zu-End-Anastomose erfolgte 1955 durch Samson. Die Letalität blieb allerdings bis zur Einführung von Prostaglandin E durch Elliott et al. [47] 1975 sehr hoch.

18.1 Anatomie/Pathologie/Pathophysiologie

Der Aortenbogen wird in 3 Segmente unterteilt:
1. Der proximale Bogen reicht vom Trunkusabgang bis zur linken A. carotis.
2. Der distale Bogen liegt zwischen linker A. carotis und A. subclavia.
3. Der Bereich nach dem Subklaviaabgang bis zur juxtaductalen Region nennt sich Isthmus.

Diese anatomische Einteilung wurde zu einer Klassifikation der unterbrochenen Aortenbögen von Celoria u. Patton [25] genutzt.

▌ Ein Typ A bezieht sich auf einen unterbrochenen Aortenbogen im Isthmusbereich, der manchmal unvollständig ist, d.h. es findet sich eine fibröse Verbindung, die dann auch Aortenatresie genannt wird (27–43%).

▌ Der Typ B betrifft den distalen Bogen und ist zugleich die häufigste Form, sie findet sich in 53–69% der Fälle. Hierbei geht die rechte A. subclavia nicht selten getrennt von der Aorta descendens ab.

▌ Der Typ C bezieht sich auf den proximalen Bogen und ist extrem selten (etwa 4% der Fälle).

Begleitanomalien sind überlebenswichtig, daher tritt ein unterbrochener Aortenbogen als isolierte Anomalie so gut wie nie auf. Abgesehen von einem offenen Ductus Botalli liegen sehr häufig ein nicht restriktiver konoventrikulärer Ventrikelseptumdefekt (beim Typ B 80%) und ein offenes Foramen ovale vor. Der Aortenanulus kann hypoplastisch sein, die Aortenklappe ist in 30–60% der Fälle bikuspid. Gegenüber dem Septum kann sich ein Moulaert-Muskelbündel in den Ausflusstrakt vorwölben, wodurch bei 20–50% der Kinder eine Subaortenstenose entsteht. Eine Mitralklappendeformität findet sich zu etwa 10%.

Embryologisch handelt es sich beim unterbrochenen Aortenbogen um eine Fehlentwicklung im Bereich der 3. und 4. pharyngealen Tasche. Bei 95% der Patienten treten zusätzliche Anomalien auf, typisch sind das Di-George-Syndrom (Thymusaplasie, Parathyreoideaagenesie, Gesichtsdysmorphie) und eine Mikrodeletion des Chromosom 22 (CATCH 22).

Postnatal werden die Kinder mit unterbrochenem Aortenbogen erst mit Verschluss des Ductus arteriosus symptomatisch, da die Perfusion der Aorta descendens duktusabhängig ist. Es entwickelt sich eine Mangeldurchblutung der unteren Körperhälfte, die letztendlich zum Multiorganversagen führt.

18.2 Operationsindikation

Ein unterbrochener Aortenbogen ohne Begleitanomalien ist nicht mit dem Leben vereinbar. Unbehandelt sterben 80% der Kinder innerhalb der ersten 4 Wochen, wobei die mittlere Lebenserwartung < 1 Woche liegt. Daher ist mit Diagnosestellung unmittelbar eine operative Intervention anzustreben.

18.3 Operationsverfahren

Obwohl mehrere, auch palliative Eingriffe denkbar sind, hat sich die vollständige Korrektur in der Neugeborenenperiode durchgesetzt. Nach einer medianen Sternotomie erfolgt die Institution der extrakorporalen Zirkulation. Hierzu genügt zwar prinzipiell eine aortale Kanüle, jedoch erreicht man durch 2 arterielle Kanülen eine gleichmäßigere und schnellere Abkühlung des Patienten. Eine Kanüle wird rechtslateral an der Aorta ascendens, die zweite im Pulmonalarterienstamm eingesetzt. Mit Beginn der extrakorporalen Zirkulation werden die zuvor angeschlungenen Pulmonalarterien mit einem Tourniquet okkludiert, sodass das Blut der zweiten arteriellen Kanüle über den Ductus arteriosus in die Aorta descendens gelangt. Während des Abkühlens werden alle großen Gefäße umfangreich mobilisiert, damit später eine spannungsfreie Anastomosierung möglich ist. Eine aberrante rechte A. subclavia wird von ihrem aortalen Ursprung abgesetzt, bei einer Typ-B-Läsion kann es zudem nützlich sein, auch die linke A. subclavia zu durchtrennen. Mit Erreichen einer tiefen Hypothermie wird ein Kreislaufstillstand initiiert und Kardioplegielösung gegeben. Nachfolgend werden beide aortalen Kanülen entfernt. Alternativ kann die Kanüle in der Aorta ascendens in den Truncus brachiocephalicus vorgeschoben werden. Die Operation erfolgt dann in selektiver Kopfperfusion bei etwa 30-%igem HLM-Fluss. Zuerst wird der Ductus arteriosus distal an der Aorta descendens ligiert und durchtrennt. Das dort befindliche Duktusgewebe wird komplett reseziert. Die Aorta descendens wird vorsichtig nach vorne gezogen und möglichst spannungsfrei mit der Aorta ascendens anastomosiert.

Ein begleitender Ventrikelseptumdefekt kann bei einem entwickelten infundibulären Septum über den rechten Vorhof oder bei fehlendem Konusseptum auch über die Pulmonalarterie versorgt werden. Ein Vorhofseptumdefekt sollte ebenfalls verschlossen werden, da aufgrund der häufig länger anhaltenden, eingeschränkten linksventrikulären Pumpfunktion ein großer Links-rechts-Shunt entstehen kann. Nachfolgend werden eine arterielle Kanüle in die Aorta ascendens eingesetzt, die extrakorporale Zirkulation etabliert und der Patient wieder aufgewärmt.

Bei einer schweren Obstruktion des linksventrikulären Ausflusstrakts kann ein alternatives Verfahren notwendig werden. Das Blut des linken Ventrikels wird über einen tunnelartigen Flicken durch den Ventrikelseptumdefekt zur Pulmonalarterie geleitet. Diese wird durchtrennt, und der proximale Anteil wird im Sinne einer Damus-Kaye-Stansel-Anastomose [39, 71, 130] mit der Aorta ascendens verbunden. Die distale Pulmonalarterie wird über ein Klappen tragendes Conduit, am besten einen Homograft, mit dem rechten Ventrikel verbunden.

18.4 Intraoperative Probleme/Komplikationen

Blutungsprobleme sind in erster Linie auf eine ungenügende Mobilisation, d.h. auf eine zu große Spannung, zurückzuführen. Darüber hinaus kann das Gewebe sehr zerbrechlich sein, besonders wenn die präoperative Azidose nicht hinreichend ausgeglichen oder das Duktusgewebe nicht vollständig reseziert wurden.

Einem besonderen Verletzungsrisiko sind der linke N. laryngeus recurens und die Nn. phrenici ausgesetzt.

Mit Beendigung des Eingriffs sollten eine Anastomosenstenose und ein Restseptumdefekt ausgeschlossen werden. Beide können den weiteren postoperativen Verlauf erheblich erschweren.

18.5 Ergebnisse

Nach initialen Letalitätsraten >50% ist das Risiko mittlerweile auf 10–12% gefallen. Im weiteren Verlauf droht eine Stenosierung im Aortenbogen. Bei einer direkten Anastomose zeigen etwa die Hälfte der Patienten einen Stenosegradienten von 30 mmHg innerhalb weniger Jahre. Dies kann jedoch größtenteils durch eine Ballondilatation gemindert werden. Nach Insertion einer Prothese im Aortenbogen entsteht eine Stenose bei der Hälfte der Patienten erst in 5–10 Jahren, allerdings ist in diesen Fällen ein Austausch des Conduits unvermeidbar. Aus diesem Grund ist die Spätletalität auch heutzutage noch hoch (20–25%). Bei komplexeren Eingriffen aufgrund einer ausgeprägten linksventrikulären Ausflusstraktobstruktion kann die Früh- und die Spätletalität höher sein.

Die Aortenisthmusstenose ist relativ häufig, sie findet sich bei 8–10% aller angeborenen Herzfehler. Es handelt sich jedoch nicht nur um eine einfache Stenose, sondern um eine relativ komplexe Anomalie aufgrund der großen Variabilität und den zumeist assoziierten Läsionen. Die ersten chirurgischen Erfolge mit einer End-zu-End-Anastomose gelangen 1945 Crafoord u. Nylin [36] und Gross [57]. Bedenken hinsichtlich des Wachstums und einer Restenose führten zur Entwicklung einer Flickenplastik durch Vosschulte [150] (1961) und einer Subklaviaplastik durch Waldhausen u. Nahrwald [151] (1966). Die Reverse-subclavian-flap-Technik wurde 1975 durch Tiraboschi et al. [138] beschrieben. Heute gilt die Resektion und erweiterte End-zu-End Anastomose als Methode der Wahl mit niedriger Restenoserate auch bei Neugeborenen mit Hypoplasie des distalen Aortenbogens.

19.1 Anatomie/Pathologie/Pathophysiologie

Klassischerweise wird die Aortenisthmusstenose in eine infantile und eine Erwachsenenform unterteilt, die jedoch beide nur Teil eines großen Spektrums und sogar manchmal auf identische Ursachen zurückzuführen sind. Ektopes Duktusgewebe gegenüber der Duktusmündung, das sich dort nur bei einem normalen fetalen Rechts-links-Fluss findet, kann aufgrund der postnatalen Konstriktion des Gewebes zu einer umschriebenen Isthmusstenose führen. Eine Hypoplasie des Aortenbogens oder des Isthmus, welche zumeist Folge eines geringen aortalen Flusses in utero ist, führt dagegen zu einer tubulären Verengung, weniger zu einer umschriebenen Stenose. Eine solche Hypoplasie des Aortenbogens wurde bei 32–81% der Kinder mit Aortenisthmusstenose beschrieben. Die Theorie der flussabhängigen Gefäßentwicklung wird durch die Vitien gestützt, die häufig mit einer Aortenisthmusstenose assoziiert und mit einem verminderten linksventrikulären Ausfluss verbunden sind: Ventrikelseptumdefekt (35%), bikuspide Aortenklappe (bis zu 85% beschrieben), alle Formen der Mitralstenose, Aortenatresie und komplexe Single-ventricle-Anatomien mit einer Subaortenstenose. Darüber hinaus finden sich bei mehr als der Hälfte der Patienten ein offener Ductus arteriosus und ein Vorhofseptumdefekt oder ein offenes Foramen ovale. Insgesamt sind Begleitanomalien in etwa 85% der Fälle vorhanden. Als hypoplastisch wird eine Lumenreduktion des proximalen Bogens (Truncus brachiocephalicus bis linke A. carotis) auf < 60%, des distalen Bogens (linke A. carotis bis linke A. subclavia) auf < 50% und des Isthmus (linke A. subclavia bis Duktusinsertion) auf < 40% des Aorta-ascendens-Durchmessers bezeichnet [100].

Bei Neugeborenen und Kleinkindern scheinen der offene Ductus arteriosus fließend in die Aorta descendens überzugehen und der hypoplastische Aortenbogen darin zu münden. Degenerative und kompensatorische Veränderungen, wie z.B. eine Aneurysma- oder Kollateralenbildung, fehlen. Bei älteren Kindern sieht die Aorta dagegen zumeist sanduhrförmig aus.

Die Symptomatik kann komplex sein, da sie durch das Ausmaß der aortalen Obstruktion, die Anwesenheit eines offenen Ductus arteriosus und durch begleitende Läsionen bestimmt wird. Im einfachsten Fall einer mittelgradigen isolierten Isthmusstenose entwickeln sich mit dem Duktusverschluss eine Hypertonie der oberen und eine Hypotonie der unteren Körperhälfte. Durch eine Kollateralentwicklung können sich die Kreislaufsituation stabilisieren und der Patient über Jahre asymptomatisch bleiben. Eine schwere Isthmusstenose führt dagegen zu einem Linksherzversagen, evtl. zu einem Links-rechts-Shunt über ein überdehntes Foramen ovale und letztendlich zu einem Multiorganversagen durch die verminderte Systemperfusion. Wird der ductale Fluss bei Neugeborenen durch eine Prostaglandin-E_1-Infusion aufrechterhalten, ist die Perfusion der unteren Körperhälfte über den rechten Ventrikel gewährleistet. Jedoch bleiben in der unteren Körperhälfte eine niedrigere O_2-Sättigung und ein Druckgradient bestehen. Bei komplexeren Vitien, wie z. B. einem assoziierten Ventrikelseptumdefekt, ist die Symptomatik manchmal maskiert. Durch den Links-rechts-Shunt entstehen ein höherer Druck und eine höhere O_2-Sättigung in der unteren Körperhälfte. Der Verschluss des Duktus führt jedoch auch hier zu einer schweren Hypoperfusion der unteren Körperhälfte und zu einem Linksherzversagen, Letzteres ist mehr durch die Volumenüberladung als durch die erhöhte Nachlast bedingt.

19.2 Operationsindikation

Neugeborene mit einer symptomatischen Aortenisthmusstenose bieten ein dramatisches klinisches Bild, woraus sich unmittelbar eine Indikation für eine operative Intervention ergibt. Jedoch wird stets versucht, das Kind durch Prostaglandininfusionen und weitere entsprechende medikamentöse Maßnahmen zunächst zu stabilisieren.

Bei asymptomatischen Kindern ist die Indikationsstellung weniger klar definiert. Zumeist werden eine angiographische Lumenreduktion um 50% und ein Ruhegradient >20 mmHg als Indikation angesehen, wobei zu beachten ist, dass bei einer ausgeprägten Kollateralisierung der Stenosegradient wenig verlässlich ist. Als Indikation kann dann ein Anstieg des Gradienten unter Belastungen angesehen werden. Als Operationszeitpunkt scheint ein Alter von 3–6 Monaten vorteilhaft, da zuvor noch Duktusreste im Anastomosenbereich zu einem ungünstigen Operationsergebnis führen können. Dies sollte jedoch kein Grund sein, eine Operationsindikation aufzuschieben. Außerdem ist mit dem frühen Operationszeitpunkt die Hoffnung verbunden, das Problem der postoperativen systemischen Hypertonie zu minimieren.

19.3   Operationsverfahren

Wird nur eine Isthmusstenose angegangen, erfolgt dies über eine linksseitige posterolaterale Thorakotomie in Rechtsseitenlage im 3. (bei Neugeborenen) oder 4. Interkostalraum. Nach Retraktion der Lunge und Identifikation des N. recurrens und des N. phrenicus wird die parietale Pleura direkt über dem Isthmus in kraniokaudaler Richtung eröffnet, ggf. muss die V. hemiazygos durchtrennt werden. Anschließend werden der Aortenbogen angefangen von der Aorta ascendens mit allen supraaortalen Gefäßen bis weit in die Aorta descendens freigelegt.

19.3.1 Resektion und End-zu-End-Anastomose

Durch diese heutzutage überwiegend bevorzugte Methode können über eine entsprechende Resektion alles ductale Gewebe entfernt und bei entsprechender Mobilisierung auch eine Aortenbogenhypoplasie ausgeglichen werden.

Nach Freilegung der Gefäße werden der distale Aortenbogen, die linke A. subclavia (ggf. auch die linke A. carotis) und der Ductus arteriosus mit einer gebogenen Klemme und die distale Aorta etwa 1,5 cm kaudal der Duktusmündung mit einer zweiten Klemme abgeklemmt. Eventuell müssen einzelne Interkostalgefäße separat kontrolliert werden. Der Ductus arteriosus wird ligiert und durchtrennt, nachfolgend wird die Aortenisthmusstenose reseziert, wobei sämtliches Duktusgewebe entfernt werden muss. Durch eine End-zu-End-Anastomose werden die Kontinuität der Aorta wieder hergestellt und abschließend der Blutfluss freigegeben (Abb. 23). Eine leichte Aortenbogenhypoplasie kann hierbei durch eine schräge Anastomose am proximalen Aortenende ausgeglichen werden.

Eine ausgeprägte Aortenbogenhypoplasie erfordert eine wesentlich ausgedehntere Präparation der Gefäße, nach proximal bis zum Trunkusabgang, nach distal bis zum 3. oder 4. Interkostalraum. Proximal wird die Aorta gegenüber dem Trunkusabgang geklemmt, wodurch auch die linke A. carotis okkludiert

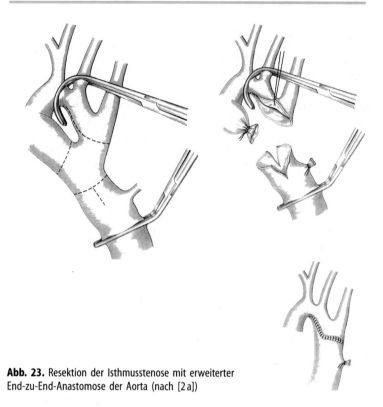

Abb. 23. Resektion der Isthmusstenose mit erweiterter End-zu-End-Anastomose der Aorta (nach [2 a])

wird. Die Aorta descendens wird entweder bilateral inzidiert und mit der Innenseite des Aortenbogens anastomosiert, wobei am proximalen Absetzungsrand oder alternativ unter Ligatur des proximalen Aortenstumpfs weiter oben begonnen werden kann.

19.3.2 Subclavian-flap-Methode

Vorteile sind die Möglichkeiten der Anwendung bei langstreckiger Stenose und die Vermeidung von Fremdmaterial. Auch kann der Ductus arteriosus bei entsprechender Notwendigkeit aufgrund einer kardialen Anomalie erhalten werden. Nachteile sind die Durchtrennung der linken A. subclavia, die zu Wachstumsverzögerungen im linken Arm führen kann, der Verbleib von ductalem Gewebe, das Nichtausgleichen einer proximalen Aortenbogenhypoplasie und das Risiko einer späteren Aneurysmabildung.

Beim Standardverfahren wird zunächst die linke A. subclavia bis zum Abgang ihrer Äste präpariert und unmittelbar davor abgesetzt. Der distale Aortenbogen und die distale Aorta werden abgeklemmt und die durchtrennte A. subclavia an ihrer Dorsalseite längs eröffnet, wobei die Inzision in die Aorta und über die Stenose hinweg bis in die Aorta descendens verlängert wird. Die endovaskulär prominente Stenoseleiste wird reseziert, anschließend wird der entstandene Gefäßflicken in die Aortotomie eingenäht.

Kombiniert man diese Methode mit der End-zu-End-Anastomosierung, wird unter Abklemmen des proximalen Aortenbogens und des Aortenisthmus, d.h. erhaltener Perfusion über den Ductus arteriosus, der Aortenbogen an seiner großen Kurvatur längs eröffnet. Die Inzision wird etwa 5 mm in die linke A. carotis geführt und in die abgesetzte A. subclavia bogenwärts der Länge nach fortgeführt, sodass ein Gefäßlappen entsteht, der in die Aorteninzision eingenäht werden kann (reverse subclavian flap aortoplasty). Nachfolgend werden die distale Gefäßklemme an die typische Stelle verlagert, die Isthmusstenose und der Ductus arteriosus reseziert und die Aorta wieder End-zu-End anastomosiert.

19.3.3 Flickenplastikmethode

Die Vorteile einer Insertion eines Flickens in die Aorta entsprechen denen der Subclavian-flap-Methode, wobei nur eine minimale Dissektion notwendig ist und die A. subclavia nicht geopfert werden muss. Diese Methode eignet sich auch besonders bei Rezidivstenosen und bei einer medianen Sternotomie, wenn z. B. die linke A. carotis knapp am oder aus dem Truncus brachiocephalicus entspringt (über laterale Thorakotomie kaum zugänglich) oder begleitende kardiale Anomalien mitkorrigiert werden sollen. Nachteilig sind der Verbleib von Duktusgewebe, die Benutzung synthetischen Materials und die häufige Aneurysmabildung im normalen Aortengewebe gegenüber dem implantierten Flicken.

Nach Ligatur des Ductus arteriosus wird die Aorta gegenüber der Duktusmündung längs eröffnet und die Inzision nach proximal und distal entsprechend verlängert. Nach Resektion der Stenosestruktur wird ein rautenförmiger Flicken eingenäht, das Lumen wird mindestens auf die Größe der Aorta descendens erweitert. Eine Ballonierung des Flickens sollte hierbei vermieden werden, da dies mutmaßlich eine spätere Aneurysmabildung im gegenüberliegenden Aortengewebe fördern kann.

Nach fertiger Rekonstruktion und Volumengabe wird zunächst die distale Klemme gelöst und ggf. noch über die Anastomose entlüftet. Nachfolgend wird die proximale Klemme langsam entfernt, um einen starken Blutdruckabfall zu verhindern. Abschließend sollte kontrolliert werden, ob noch ein Gradient vorhanden ist, entweder nichtinvasiv durch die liegenden arteriellen Kanülen oder über einen Katheterrückzug. Ein Restgradient bis 20 mmHg kann toleriert werden, bei höheren Gradienten sollte man bei technisch einwandfreier Rekonstruktion ein radikaleres Verfahren in Betracht ziehen. Nach Reapproximierung der Pleura und Einlage einer Thoraxdränage wird der Thorax wieder verschlossen.

19.4 Intraoperative Probleme/Komplikationen

Das Hauptproblem im postoperativen Verlauf ist zumeist die paradoxe arterielle Hypertonie, deren Ursache in einem Ungleichgewicht der sympathischen Impulse, der Barorezeptoraktivität und des Renin-Angiotensin-Systems vermutet wird. Dieser Hypertonus kann Stunden, Tage, Monate und noch länger andauern. Etwa ein Drittel aller Kinder wird mit einer Nachlast senkenden Medikation entlassen.

Restgradienten, Blutungen, Nervenläsionen, eine Dysfunktion des linken Arms, eine Chylothoraxbildung, eine Arteriitis mesenterica und eine Paraplegie sind trotz adäquater Operationstechnik möglich.

19.5 Ergebnisse

Das Risiko einer isolierten Isthmusstenose ist normalerweise sehr niedrig, liegt aber bei Frühgeborenen bei 12–25%. Frühe postoperative Todesfälle sind in der Regel auf Begleitanomalien bzw. deren Korrektur zurückzuführen. Rezidive (Gradient >20 mmHg) entstehen meist innerhalb des ersten Jahrs, wobei bis zu 40% innerhalb von 5 Jahren beschrieben wurden. Unterschiede hinsichtlich der verwandten Operationstechniken fanden sich in großen Serien nicht. In der Regel wird zunächst eine Ballondilatation und/oder eine Stenteinlage bevorzugt, als letzte Maßnahme bleibt in manchen Fällen nur die Anlage eines extraanatomischen Bypasses von der Aorta ascendens zur Aorta descendens.

KAPITEL 20

**Ductus arteriosus
(Ductus Botalli)**

E in offener Ductus arteriosus ist nicht selten, sondern findet sich bei 5–10% aller angeborenen Herzfehler. Er wurde erstmals 1938 durch Gross u. Hubbard ligiert [59]. Die gegenwärtig am meisten verwendete Technik der 3fachen Ligatur wurde 1946 von Blalock [13] eingeführt. Die Möglichkeit der Indomethacin-therapie wurde erst 1976 von Heymann et al. [63] inauguriert.

Ein chirurgischer Duktusverschluss ist inzwischen ein Routineeingriff und wird viel häufiger im Rahmen einer operativen Korrektur komplexer Vitien als isoliert durchgeführt.

20.1 Anatomie/Pathologie/Pathophysiologie

Der Ductus Botalli entsteht aus dem distalen Anteil des embryologischen linksseitigen 6. Aortenbogens. Er entspringt intraperikardial vom Pulmonalarterienstamm oder vom proximalen Teil der linken Pulmonalarterie und mündet extraperikardial unmittelbar distal des Abgangs der linken A. subclavia in die Aorta. Der linke N. recurens schlingt unmittelbar außerhalb des Perikards um das distale Ende des Ductus arteriosus.

Normalerweise fließen über den fetalen Ductus Botalli etwa 60% des kardialen Pumpvolumens von der Pulmonalarterie zur Aorta. Aus diesem Grund weist er etwa die gleiche Größe wie die Aorta descendens auf, in die er schräg einmündet, und wirkt wie eine direkte Verlängerung der Pulmonalarterie. Histologisch zeigt sich eine muskuläre Wand im Gegensatz zur elastischen Wand von Aorta und Pulmonalarterie. Die typischen ductalen Zellen lassen sich auch im Isthmusbereich und der angrenzenden Aorta nachweisen und spielen bei der Entstehung einer Isthmusstenose eine wichtige Rolle.

Ein offener Ductus Botalli findet sich bei reifen Neugeborenen häufiger bei Mädchen als bei Jungen. Bei rechtsseitigen obstruktiven Vitien, wie z.B. bei der Fallot-Tetralogie, kann der Ductus Botalli vollständig fehlen, da dann der Rechts-links-Shunt über einen VSD aufrechterhalten werden kann. Zumeist ist er jedoch auch bei diesen Vitien als kleines Gefäß mit einem geringen Fluss vorhanden. Er liegt zwar typischerweise links, kann auch auf der rechten Seite lokalisiert sein, und es ist auch möglich, dass sich 2 Ductus Botalli ausbilden, da der 6. Aortenbogen beim Embryo bilateral angelegt ist.

Postnatal schließt sich der Ductus Botalli innerhalb von 72 h (das Foramen ovale erst in 2–4 Wochen – der PVR normalisiert sich in 4–6 Wochen) durch eine muskuläre Kontraktion infolge der erhöhten O_2-Spannung, der verminderten Prostaglandine (PGE_2, PGI_2) und anderer Faktoren. Durch eine sekundäre Intimafibrose bzw. -proliferation erfolgt der endgültige Verschluss. Bei Frühgeborenen reagiert das Duktusgewebe weniger auf die O_2-Änderung, weswegen der postpartale Verschluss unterbleiben kann. Darüber hinaus sind bei Frühgeborenen eine mechanische Beatmung und eine Furosemidtherapie mit einer erhöhten PGE_2-Produktion assoziiert. Es wird vermutet, dass bei Kindern mit einem Geburtsgewicht < 1750 g etwa 45% einen offenen Ductus Botalli aufweisen.

Ein offener Ductus arteriosus führt im Verlauf der ersten 2 Monate zu einem zunehmenden Links-rechts-Shunt, der durch das Verhältnis des abnehmenden pulmonalarteriellen Widerstands zum systemischen Widerstand bestimmt wird. Durch die pulmonale Überflutung können neben einer linksventrikulären Hypertrophie und einer pulmonalen Hypertonie ein Lungenödem und eine pulmonalvaskuläre Gefäßobstruktion entstehen. Der erniedrigte diastolische Druck kann eine myokardiale Ischämie und eine systemische Mangelperfusion bedingen. Innerhalb eines Jahrs können der pulmonale Widerstand auf systemische Werte ansteigen und eine Eisenmenger-Reaktion entstehen.

Klinisch unterscheidet man verschiedene Formen:
- ▌ isolierte Form in ansonsten gesunden Kindern,
- ▌ isolierte Form bei Frühgeborenen,
- ▌ Nebenbefund bei komplexen Vitien,
- ▌ kompensatorisch bedeutsame Struktur bei zyanotischen oder linksseitig obstruktiven Vitien.

Ein Duktusaneurysma ist extrem selten. Hierbei zeigt sich der Ductus Botalli pulmonal verschlossen und aortal offen. Es wird vermutet, dass ein verzögerter Verschluss auf der aortalen Seite zu einem Divertikel führt, das sich unter dem systemarteriellen Blutdruck aneurysmatisch erweitert [48].

20.2 Operationsindikation

Ein isolierter offener Ductus arteriosus, der nicht behandelt wird, ist mit einer etwa 30%igen Letalität vergesellschaftet. Haupttodesursachen sind Herzinsuffizienz und pulmonale Infektion. Da bei reifen Neugeborenen nach den ersten Wochen ein Spontanverschluss sehr selten ist, wird bei asymptomatischem Verlauf ein Verschluss innerhalb von 3 Monaten angestrebt. Bei symptomatischen Neugeborenen dagegen erfolgt er sofort. Da Indomethacin bei reifen Neugeborenen unwirksam ist, muss der Verschluss operativ erfolgen.

Das optimale Vorgehen bei Frühgeborenen ist noch umstritten. Traditionell wurde versucht, so weit konservativ zu behandeln, bis sich der Ductus arteriosus mit zunehmender Reifung spontan verschließt. Gelang dies nicht, wurde ein operatives Vorgehen gewählt. Inzwischen hat sich ein früher Duktusverschluss bei Frühgeborenen als vorteilhaft erwiesen, weswegen eine therapeutische Intervention unmittelbar nach Diagnosestellung angestrebt wird. Zunächst wird versucht, den Ductus arteriosus durch Gabe von Indomethacin zu verschließen (0,2 mg/kg, evtl. mehrfach), sofern keine Kontraindikationen dafür vorliegen (Thrombozytopenie, intrazerebrale Blutung, Sepsis). Ist eine Indomethacingabe kontraindiziert oder ineffektiv, wird operativ vorgegangen.

20.3 Operationsverfahren

Das Standardvorgehen besteht in einer linksseitigen posterolateralen Thorakotomie im 3. oder 4. Interkostalraum. Nach Retraktion der Lunge werden der N. phrenicus und der N. vagus identifiziert und die Pleura über dem Aortenisthmus längs inzidiert. Die großen Gefäße werden präpariert und der N. recurens identifiziert. Nachdem der Ductus arteriosus dargestellt ist, werden an beiden Enden monofile Ligaturnähte zirkumferent angelegt, an der Gefäßadventitia verankert und vorsichtig geknotet (zerbrechliches Gewebe!). Danach wird der mittlere Duktusabschnitt durch eine weitere kräftige Durchstichligatur okkludiert. Hierbei ist es hilfreich, die Aorta descendens kurzzeitig abzuklemmen, um so den Druck an der Ligatur zu senken. Ist der Ductus arteriosus sehr kurz und dick, was relativ selten ist, ist es besser, ihn zwischen Potts-Klemmen zu durchtrennen und die beiden Enden zu übernähen.

Bei Frühgeborenen wird prinzipiell die gleiche Technik angewendet. Bei sehr kleinen Kindern (< 1500 g) ist eine 3fache Ligatur jedoch gefährlich, weswegen dann entweder eine einzelne Ligatur oder ein Clipverschluss erfolgten, wobei Letzterer auch thorakoskopisch vorgenommen werden kann. Ein interventioneller Verschluss ist ebenfalls möglich, aber nicht bei sehr kleinen Kindern.

Findet sich ein offener Ductus Botalli als Nebenbefund bei komplexen Vitien, erfolgt der Verschluss üblicherweise über eine mediane Sternotomie. Nach Eröffnen des Perikards wird die perikardiale Umschlagsfalte über dem Ductus Botalli und evtl. der linken Pulmonalarterie abpräpariert ohne den N. vagus bzw. den N. laryngeus recurens zu verletzen. Nachdem der Ductus arteriosus umfahren werden kann, wird um sein pulmonales Ende eine zirkumferente Naht gelegt und geknotet, die jedoch das Lumen der linken Pulmonalarterie nicht kompromittieren darf. Anschließend folgen die distale Ligatur und ggf. eine Durchtrennung des Duktus.

20.4 Intraoperative Probleme/Komplikationen

Insbesondere bei Frühgeborenen sind mehrere Komplikationen möglich. Die Lungen sind häufig ödematös und leicht verletzlich. Die Retraktion der linken Lunge führt zu einer hämodynamischen Instabilität, zu einem Abfall der O_2-Sättigung und zu einer Bradykardie, sodass die linke Lunge immer wieder ausgelassen werden muss.

Eine hämodynamische Instabilität und unklare anatomische Verhältnisse können dazu führen, dass anstelle des Ductus arteriosus ein anderes Gefäß, z.B. die Aorta, okkludiert wird. Um dies zu vermeiden ist es unerlässlich die benachbarten Strukturen (distaler Aortenbogen, A. subclavia links und Aorta descendens) zu identifizieren.

Weitere typische Komplikationen sind eine Verletzung des N. vagus und des N. laryngeus recurens, ein Chylothorax und eine Pneumonie.

20.5 Ergebnisse

Das Letalitätsrisiko für einen operativen Duktusverschluss liegt bei Neugeborenen und Kleinkindern bei nahezu 0%. Frühgeborene weisen ein etwas höheres Risiko auf, allerdings sterben diese Kinder zumeist infolge ihrer Komorbidität.

Anhang

1 Syndrome mit angeborenen Herzfehlern

Syndrom	Kardiovaskuläre Anomalien	Sonstige Anomalien
▌ Alagille-Syndrom	periphere und zentrale Pulmonalstenosen	biliäre Hypoplasie, Wirbelanomalien, prominente Stirn, tief liegende Augen
▌ Apert-Syndrom (Akrozephalosyndaktylie)	VSD	Kraniosynostose, Mittelgesichtshypoplasie, Syndaktylie
▌ CHARGE-Komplex	Fallot-Tetralogie und andere	Kolobom, Choanalatresie, Wachstums- und mentale Retardierung, Genital- und Ohranomalien
▌ Cockayne-Syndrom	akzelerierte Atherosklerose	kachetischer Zwergwuchs, retinale Pigmentierungsstörung, Photosensitivitätsdermatitis, Schwerhörigkeit, Tremor
▌ Conradi-Hünermann-Syndrom (Chondrodystrophia calcificans congenita)	VSD, offener Ductus arteriosus	Verkürzung der langen Röhrenknochen, Keilwirbel, Ichthyosis, Wolfsrachen, Katarakt
▌ (Cornelia de)-Lange-Syndrom	VSD	Mikromelie, Gesichtsanomalien, Wachstums- und mentale Retardierung, Wirbelsäulendeformität
▌ Cri-du-chat-Syndrom	VSD	kraniofaziale Dysmorphie, „Katzenschrei" durch Kehlkopffehlbildung

Syndrom	Kardiovaskuläre Anomalien	Sonstige Anomalien
▮ Cutis laxa	periphere Pulmonal-klappenstenose	verminderte Hautelastizität, Hernien
▮ Di-George-Syndrom	unterbrochener Aorten-bogen, Fallot-Tetralo-gie, Truncus arteriosus	Thymushypoplasie, -aplasie, Neben-schilddrüsenhypoplasie, -aplasie, Ohranomalien
▮ Ehlers-Danlos-Syn-drom (Fibrodysplasia elastica generalisata)	Arteriendilatationen, Mitralklappen-insuffizienz	überstreckbare Gelenke, überelasti-sche Haut, Muskelhypotonie
▮ Ellis-van-Creveld-Syn-drom	ASD, Single atrium	chondrodystrophischer Zwerg-wuchs, Polydaktylie, Fingernagel-dystrophie
▮ Tommasi-Jeune-Frey-con-Nivelon-Syndrom	Herzrhythmus-störungen	Innenohrschwerhörigkeit
▮ Forney-Robinson-Pascoe-Syndrom	Mitralklappen-insuffizienz	Taubheit, Skelettanomalien, Augenfehlbildungen
▮ Friedreich-Ataxie	CMP, Überleitungs-störungen	Ataxie, Sprachstörungen, Rückenmarkdegeneration
▮ Holt-Oram-Syndrom	ASD	Skelettdefekte der oberen Extremi-täten, Klavikulahypoplasie
▮ Homocystinurie	Dilatationen von Aorta und Pulmonalarterie, Gefäßthrombosen	Linsensubluxation, Osteoporose
▮ Incontinentia pig-menti	offener Ductus arteriosus	irreguläre Hautpigmentierung, fokale Alopezie, Hypodontie
▮ Jervell-Lange/Nielsen-Syndrom	Kardiomegalie, Long-QT-Syndrom	Taubstummheit
▮ Kartagener-Syndrom	Dextrokardie	Situs inversus, Bronchiektasen, Sinusitis
▮ Klinefelter-Syndrom	PDA	mentale Retardierung, Hypogona-dismus, radioulnare Synostosen
▮ Laurence-Moon-Biedl-Bardot-Syndrom	verschiedene Defekte	Retinapigmentierung, Adipositas, Polydaktylie

Syndrom	Kardiovaskuläre Anomalien	Sonstige Anomalien
▮ Marfan-Syndrom	Aortendilatation, Aorten-/Mitralklappen-insuffizienz	schlanker Habitus, Arachnodaktylie, Linsenluxation
▮ Mukopolysacchari-dosen – Pfaundler-Hurler-, Hunter-Syndrom	Klappenerkrankungen, KHK, AVK, DCM	Hurler: Wachstums- und mentale Retardierung, Korneatrübung Hunter: s. oben, Kornea klar
– Morquio-, Scheie-, Morateaux-Lamy-Syndrom	Aortenklappen-insuffizienz	Morquio: schwere Knochenverände-rungen, Korneatrübung Scheie: Korneatrübung, typische Gesichtsveränderungen Morateaux-Lamy: Knochenverände-rungen, Korneatrübung
▮ Mukoviszidose	CMP	Pankreasinsuffizienz, Malabsorption, Bronchiektasien
▮ Multiple-lentigines-(Leoparden)-Syndrom	Pulmonalklappen-stenose	Lentigines, Skelettanomalien, Wachstumsretardierung
▮ Muskuläre Dystrophie	CMP	Pseudohypertrophie der Waden-muskulatur, Schwäche der Rumpf- und rumpfnahen Extremitätenmus-kulatur
▮ Noonan-Syndrom	Pulmonalklappendys-plasie, (meist) hyper-trophe CMP	breiter Nacken, Trichterbrust, Kryptorchismus
▮ Osler-Rendu-Weber-Syndrom	AV-Fisteln (Lunge, Leber, Mukosa)	multiple Teleangiektasien
▮ Osteogenesis imperfecta	Aortenklappen-insuffizienz	zerbrechliche Knochen, blaue Skleren
▮ Pompe-Syndrom	Herzinsuffizienz	Trink- und Schluckschwäche, Muskelschwäche
▮ Progerie-Syndrom	akzelerierte Athero-sklerose	vorzeitiges Altern, Alopezie, Subku-tane Fettatrophie, Skeletthypoplasie
▮ Pseudoxanthoma elasticum	KHK, arterielle Ver-schlusskrankheit	Degeneration der elastischen Fasern in Haut, Gefäßen, Retina

Syndrom	Kardiovaskuläre Anomalien	Sonstige Anomalien
▍ Romano-Ward-Syndrom	Kardiomegalie, Long-QT-Syndrom	
▍ Rubenstein-Taybi-Syndrom	offener Ductus arteriosus	kraniomandibulofaziale Dysmorphie (Vogelgesicht), Verplumpung von Daumen und Großzehen
▍ Shprintzen-Syndrom	VSD, Fallot-Tetralogie, rechter Aortenbogen	Gaumenspalte, prominente Nase, Lernschwäche, schlanke Hände
▍ Sichelzellenanämie	CMP, Mitralklappen-insuffizienz	Hämoglobin SS
▍ TAR (Thrombocyto-penia-absent radius)	ASD, Fallot-Tetralogie	Radiusaplasie oder -hypoplasie, Thrombozytopenie
▍ Trisomie 13 (Patau)-Syndrom)	VSD, PDA, DORV	Zerebral- und Gesichtsanomalie, langer schmaler Thorax, Polydakty-lie, Nagelveränderungen, mentale Retardierung
▍ Trisomie 18 (Edwards-Syndrom)	VSD, PDA, Klappen-dysplasien	kurzes Sternum, Fingeranomalien, mentale Retardierung, Ösophagus-stenose/-fistel
▍ Trisomie 21 (Down-Syndrom)	AV-Kanaldefekte, ASV, VSD, Fallot-Tetralogie	Mongolismus, mentale Retardie-rung, Hypotonie, Becken-/Hüftano-malien, Duodenalanomalie
▍ Tuberöse Sklerose	Rhabdomyome, CMP	Phakomatose, Knochenläsionen, Hamartome der Haut
▍ Turner-Syndrom	Aortenisthmusstenose, bikuspide Aortenklap-pen	kleine Frau, breiter Nacken, Lymphödeme
▍ VATER-Komplex	VSD	vertebrale Anomalien, Analatresie, tracheoösophageale Fistel, radiale und renale Anomalien
▍ Williams-Beuren-Syndrom	supravalvuläre Aorten-klappenstenose, periphere Pulmonal-klappenstenosen	mentale Retardierung, Elfengesicht, raue Stimme

2 ▮ Elternrisiko

	Mutter betroffen [%]	Vater betroffen [%]
▮ Aortenklappenstenose	13–18	3
▮ AV-Kanaldefekt (komplett)	14	21
▮ Fallot-Tetralogie	6–10	1,5
▮ Isthmusstenose	4	2
▮ offener Ductus arteriosus	3,5–4	2,5
▮ Pulmonalklappenstenose	4–6,5	2
▮ Ventrikelseptumdefekt	6	2
▮ Vorhofseptumdefekt	4–4,5	1,5

3 ▮ Geschwisterrisiko

	Geschwister betroffen [%]
▮ Aortenstenose	2
▮ AV-Kanal (komplett)	2
▮ Ebstein-Anomalie	1
▮ Endokardfibroelastose	4
▮ Fallot-Tetralogie	2,5
▮ Hypoplastisches Linksherzsyndrom	2
▮ Isthmusstenose	2
▮ offener Ductus arteriosus	3
▮ Pulmonalatresie	1
▮ Pulmonalstenose	2
▮ TGA	1,5
▮ Trikuspidalklappenatresie	1
▮ Truncus arteriosus	1
▮ Ventrikelseptumdefekt	3
▮ Vorhofseptumdefekt	2,5

4 Durchschnittliche Körpermaße

Nach von Harnack [61 a]

Alter [Jahre]	Knaben		Mädchen	
	Gewicht [kg]	Größe [cm]	Gewicht [kg]	Größe [cm]
0	3,5	51,0	3,3	50,0
1/4	5,9	61,6	5,7	60,4
1/2	7,9	68,5	7,4	67,2
3/4	9,3	73,3	8,9	71,9
1	10,5	77,0	10,0	75,6
1 1/2	12,1	83,8	11,5	82,5
2	13,3	88,9	12,8	87,8
3	15,6	97,5	14,9	96,5
4	17,6	105,0	16,9	104,2
5	19,4	111,4	18,9	110,9
6	21,2	117,8	20,8	117,3
7	23,6	123,8	23,2	123,3
8	26,2	129,6	25,8	129,0
9	28,8	134,8	28,5	134,2
10	31,4	139,8	31,3	139,1
11	34,5	144,6	34,8	144,1
12	37,9	149,6	39,7	151,0
13	42,2	155,1	45,0	157,2
14	47,8	161,3	49,8	161,2
15	54,6	168,6	53,4	163,9
16	59,7	173,1	55,8	165,4
17	63,5	176,1	57,2	166,0
18	66,2	177,6	58,2	166,3

5 | Abhängigkeit der Herz- und Atemfrequenz vom Alter

Adaptiert aus Ryan et al. [124 a]

Alter	Herzfrequenz (pro Minute)	Atemfrequenz (pro Minute)
0–24 h	120	40–50
1-7 Tage	135	30–50
8–30 Tage	160	30–50
3–12 Monate	140	25–35
1–3 Jahre	125	25–35
3–5 Jahre	100	25–30
8–12 Jahre	80	20–25
12–16 Jahre	75	16–25

6 | Abhängigkeit des Blutdrucks vom Alter

Adaptiert aus Ryan et al. [124 a]

Alter	Systolischer Blutdruck	Diastolischer Blutdruck
0–12 h (Frühchen)	50	35
0–12 h	65	45
4 Tage	75	50
6 Wochen	95	55
1 Jahre	95	60
2 Jahre	100	65
9 Jahre	105	70
12 Jahre	115	75

7 Klappengrößen

Nach Rowlatt et al. [124 b]

Körperober-fläche [m²]	Mitral	Aortal	Trikuspidal	Pulmonal
0,25	11,4 ± 1,6	7,2 ± 1,0	13,4 ± 1,6	8,4 ± 1,2
0,3	12,5 ± 1,7	8,1 ± 1,0	14,9 ± 1,6	9,3 ± 1,2
0,35	13,5 ± 1,7	8,8 ± 1,0	16,2 ± 1,6	10,1 ± 1,1
0,4	14,4 ± 1,6	9,5 ± 1,0	17,3 ± 1,6	10,7 ± 1,2
0,45	15,1 ± 1,6	10,1 ± 1,0	18,2 ± 1,7	11,3 ± 1,2
0,5	15,8 ± 1,6	10,6 ± 1,0	19,1 ± 1,6	11,9 ± 1,1
0,6	15,3 ± 1,7	11,4 ± 1,1	20,6 ± 1,6	12,8 ± 1,1
0,7	17,9 ± 1,6	12,2 ± 1,0	21,9 ± 1,6	13,5 ± 1,2
0,8	18,7 ± 1,7	12,8 ± 1,0	23,0 ± 1,6	14,2 ± 1,1
0,9	19,5 ± 1,6	13,4 ± 1,0	24,0 ± 1,6	14,8 ± 1,1
1,0	20,1 ± 1,7	13,9 ± 1,0	24,8 ± 1,7	15,3 ± 1,1
1,2	21,3 ± 1,6	14,8 ± 1,0	26,3 ± 1,7	16,2 ± 1,2
1,4	22,3 ± 1,6	15,6 ± 1,0	27,6 ± 1,6	17,0 ± 1,1
1,6	23,1 ± 1,7	16,2 ± 1,0	28,7 ± 1,6	17,6 ± 1,2
1,8	23,9 ± 1,6	16,8 ± 1,0	29,7 ± 1,6	18,2 ± 1,2
2,0	24,5 ± 1,7	17,3 ± 1,0	30,6 ± 1,7	18,7 ± 1,2

Körperoberfläche $[m^2] = 0{,}024265 \times$ Gewicht $[kg]^{0,5378} \times$ Größe $[cm]^{0,3964}$
(nach Haycock et al. [62 a])

Körperoberfläche $[cm^2] =$ Gewicht $[kg]^{0,425} \times$ Größe $[cm]^{0,725} \times 71{,}84$
(nach Du Bois et al. [44 a])

8 Herzfehler

Daten aus [69 a]

Herzfehler	Anzahl der Operationen in Deutschland	Op-Risiko
▮ ASD	1300	0–2%
▮ VSD	600	2,2–8,3%
▮ AVSD	200	1,5–1,8%
▮ TOF	280	2,1–4,6%
▮ PA	140	0–11,4%
▮ DORV	80	0–5,9%
▮ TA, SV	170	3,6–5,5%
▮ HLHS	100	29% (Norwood) 3% (Hemi-Fontan) 3,5% (Fontan)
▮ TGA	250	4,8–28,6%
▮ TA	40	0–17,2%
▮ Coarctatio	300	1,7–3,6%
▮ Ductus Botalli	210	0–9%+

Literaturverzeichnis

1. Akintürk et al (2002) Stenting of the arterial duct and banding of the pulmonary arteries: basis for combined Norwood stage I and II repair in hypoplastic left heart. Circulation 105(9):1099–1103
1a. Albert HM (1954) Surgical correction of transposition of the great arteries. Surg Forum 5:74
2. Anderson RH, Shinebourne ER, Gerlis LM (1974) Criss-cross atrioventricular relationship producing paradoxical atrioventricular concordance or discordance: their significance to nomenclature of congenital heart disease. Circulation 50:176–180
2a. Asfour B, Fink C, Sinzobahamuya N, Wetter J, Urban AE, Photiadis J (2005) Modified childrens II operation on the beating heart allows growth potential. Ann Thorac Surg 80(4):4–6
3. Aubert J, Pannetier A, Couvelly JP (1978) Transposition of the great arteries: new technique for anatomical correction. Br Heart J 40:204–208
4. Azakie A, McCrindle BW, Benson LN, Van Arsdell GS, Russel JL, Coles JG, Nykanen D, Freedom RM, Williams WG (2001) Total cavopulmonary connections in children with a previous Norwood procedure. Ann Thorac Surg 71:1541–1546
5. Baillie M (1797) The morbid anatomy of some of the more important parts of the human body. Johnson & Nichol, London, p 38
6. Barnard CN, Schrire V (1963) Surgical correction of Ebstein's malformation with prosthetic tricuspid valve. Surgery 54:302–308
7. Behrendt DM, Kirsch MM, Stern A, Sigmann J, Perry B, Sloan H (1974) The surgical therapy for pulmonary-right ventricular discontinuity. Ann Thorac Surg 18:122–137
8. Benton JW Jr, Elliott LP, Adams P Jr, Anderson RC, Hong CY, Lester RG (1962) Pulmonary atresia and stenosis with intact ventricular septum. Am J Dis Child 104:161–168
9. Bharati S, Lev M (1973) Congenital anomalies of the pulmonary veins. Cardiovasc Clin 5:23–41

10. Billingsley AM, Laks H, Boyce SW, George B, Santulli T, Williams RG (1989) Definitive repair in patients with pulmonary atresia and intact ventricular septum. J Thorac Cardiovasc Surg 97:746–754

11. Biorck G, Crafoord C (1947) Arteriovenous aneurysm on the pulmonary artery simulating patient ductus arteriosus Botalli. Thorax 2:65–74

12. Bjork VO, Olin CL, Bjarke BB, Thorén CA (1979) Right-atrial ventricular anastomosis for correction of tricuspid atresia. J Thorac Cardiovasc Surg 77:452–458

13. Blalock A (1946) Operative closure of the patent ductus arteriosus. Surg Gynecol Obstet 82:113

14. Blalock A, Hanlon CR (1950) The surgical treatment of complete transposition of the aorta and the pulmonary artery. Surg Gynecol Obstet 90:1–15

15. Blalock A, Taussig HB (1945) The surgical treatment of malformations of the heart in which there is pulmonary stenosis or pulmonary atresia. JAMA 128:189–202

16. Bland EF, White PD, Garland J (1933) Congenital anomalies of the coronary arteries: report of an unusual case associated with cardiac hypertrophy. Am Heart J 8:787–801

17. Borst H (1905) Ein Cor triatrium. Zentralbl Allg Pathol 16:812

18. Bowman FO Jr, Malm JR, Hayes CJ, Gersony WM, Ellis K (1971) Pulmonary atresia with intact ventricular septum. J Thorac Cardiovasc Surg 61:85–95

19. Bridges ND, Mayer JE, Lock JE, Castaneda AR (1991) Effect of fenestration on outcome of Fontan repair. Circulation [Suppl II]84:II–120

20. Brock R (1956) Aortic subvalvar stenosis. A report of 5 cases diagnosed during life. Guy Hosp Rep 105:391

21. Brockenbrough E, Braunwald E (1960) A new technique for left ventricular angiography and transseptal left heart catheterization. Am J Cardiol 6:1062–1067

22. Brom AG (1988) Obstruction of the left ventricular outflow tract. In: Khoussari S (ed) Cardiac surgery: safeguards and pitfalls in operative technique. Rockeville, pp 276–280

23. Carpentier A, Chauvaud S, Mace L, Relland J, Mihaileanu S, Marino JP, Abry B, Guibourt P (1988) A new reconstructive operation for Ebstein's anomaly of the tricuspid valve. J Thorac Cardiovasc Surg 96:92–101

24. Carrel A (1910) On the experimental surgery of the thoracic aorta and the heart. Ann Surg 52:83–95

25. Celoria GC, Patton RB (1959) Congenital absence of the aortic arch. Am Heart J 58:407–413

26. Cheung HC, Lincoln C, Anderson RH, Ho SY, Shinebourne EA, Pallides S, Rigby ML (1990) Options for surgical repair in hearts with univentricular atrioventricular connection and subaortic stenosis. J Thorac Cardiovasc Surg 100:672–681

27. Church WS (1868) Congenital malformation of the heart: abnormal septum in left auricle. Trans Pathol Soc Lond 19:415–420

28. Clarke DR (1987) Extended aortic root replacement for treatment of left ventricular outflow tract obstruction. J Cardiovasc Surg 2:121–128

29. Collett RW, Edwards JE (1949) Persistent truncus arteriosus. A classification according to anatomic subtypes. Surg Clin North Am 29:1245

30. Cooley DA, Garret JT (1986) Septoplasty for left ventricular outflow obstruction without aortic valve replacement: a new technique. Ann Thorac Surg 42:445–448

31. Cooley DA, Norman JC (1980) Composite valved apico-aortic conduits for left ventricular outflow obstruction. Acta Med Port [Suppl 1] 1:129–145

32. Cooley DA, Ochsner A (1957) Correction of total anomalous pulmonary venous drainage. Surgery 42:1014–1021

33. Cooley DA, Norman JC, Mullins CE, Unal D, Rounault F, Delarue A (1975) Left ventricle to abdominal aorta conduit for relief of aortic stenosis. Cardiovasc Dis 2:376

34. Cooper G (1836) Case of malformation of the thoracic viscera. London Med Gaz 18:600–601

35. Coran AG, Bernhard WF (1969) The surgical management of valvular aortic stenosis during infancy. J Thorac Cardiovasc Surg 58:401–408

36. Crafoord C, Nylin G (1945) Congenital coarctation of the aorta and its surgical treatment. J Thorac Surg 14:347

37. Daicoff GR, Kirklin JW (1967) Surgical correction of Taussig-Bing malformation. Report of three cases. Am J Cardiol 19:125

38. Dalrymple J (1847) Diseased heart in which the root of the aorta had an opening common to the two ventricles. Trans Pathol Soc Lond 1:58

39. Damus PS (1975) Letter to the editor. Ann Thorac Surg 20:724

40. Danielson GK, Driscoll DJ, Mair DD, Warnes CA, Oliver WC Jr (1992) Operative treatment of Ebstein's anomaly. J Thorac Cardiovasc Surg 104:1195–1202

41. Darling RC, Rothney WB, Craig JM (1957) Total pulmonary venous drainage into the right side of the heart: report of 17 autopsied cases not associated with other major cardiovascular anomalies. Lab Invest 6:44

42. Davignon AL, Greenwold WE, DuShane JW, Edwards JE (1961) Congenital pulmonary atresia with intact ventricular septum – clinicopathologic correlation of two anatomic types. Am Heart J 62:591–602

43. Doty DB, Polansky DB, Jenson CB (1977) Supravalvular aortic stenosis. Repair by extended aortoplasty. J Thorac Cardiovasc Surg 74:362–371

44. Douville EC, Sade RM, Fyfe DA (1991) Hemi-Fontan operation in surgery for single ventricle: a preliminary report. Ann Thorac Surg 51:893–900

44a. Du Bois D, Du Bois EF (1916) A formula to estimate the approximate surface area if height and weight be known. Intern Med 17:863–871

45. Ebert PA (1984) Staged partitioning of single ventricle. J Thorac Cardiovasc Surg 88:908–913

46. Ebstein W (1866) Über einen sehr seltenen Fall von Insuffizienz der Valvula tricuspidalis, bedingt durch eine angeborene hochgradige Missbildung desselben. Arch Anat Physiol 33:238

47. Elliott LP, Starling MB, Neutze JM (1975) Medical manipulation of the ductus arteriosus. Lancet 1:140–142

48. Falcone MW, Perloff JK, Roberts WC (1972) Aneurysm of the non patent ductus arteriosus. Am Cardiol 29:422–426

49. Fallot A (1888) Contribution à l'anatomie pathologique de la maladie bleue (cyanose cardiaque). Marseille Mèd 25:418–420

50. Fontan F, Baudet E (1971) Surgical repair of tricuspid atresia. Thorax 26:240–248

51. Gasul BM, Dillon RF, Vrla V, Hait G (1957) Ventricular septal defects. Their natural transformation into those with infundibular stenosis or into the cyanotic or non-cyanotic type of tetralogy of Fallot. JAMA 164:847–853

52. Gerbode F (1962) Surgical repair of endocardial cushion defect. Ann Chir Thorac Cardiovasc 1:753

53. Gerbode F, Hultgren H, Melrose D, Osborn J (1958) Syndrome of left ventricular-right atrial shunt: successful surgical repair of defect in five cases, with observation of bradycardia on closure. Ann Surg 148:433–446

54. Gibbon JH Jr (1954) Application of a mechanical heart-lung apparatus to cardiac surgery. Minn Med 37:171–180

55. Glenn WWL (1958) Circulatory bypass of the right side of the heart. IV. Shunt between the superior vena cava and distal right pulmonary artery – report of clinical application. N Engl J Med 259:117–120

56. Gott VL (1990) C. Walton Lillehei and total correction of tetralogy of Fallot. Ann Thorac Surg 49:328–332

57. Gross RE (1945) Surgical correction for coarctation of the aorta. Surgery 18:673

58. Gross RE (1952) Surgical closure of an aortic septal defect. Circulation 5:858–863

59. Gross RE, Hubbard JP (1939) Surgical ligation of patent ductus arteriosus. Report of first successful case. JAMA 112:729–731

60. Gross RE, Pomeranz AA, Watkis E Jr, Goldsmith EI (1952) Surgical closure of defects of the interauricular septum by use of an atrial well. N Engl J Med 247:455–460

61. Hardy KL, May IA, Webster CA, Kimball KG (1964) Ebstein's anomaly: a functional concept and successful definitive repair. J Thorac Cardiovasc Surg 48:927–940

61a. Harnack GA von (1984) Kinderheilkunde, 6. Aufl. Springer, Berlin Heidelberg New York

62. Haworth SG, Rees PG, Taylor JFN, Macartney FJ, Leval M de, Stark J (1981) Pulmonary atresia with ventricular septal defect and major aortopulmonary collateral arteries. Effect of systemic-pulmonary anastomosis. Br Heart J 45:133–141

62a. Haycock GB, Schwartz GJ, Wisotsky DH (1978) Geometric method for measuring body surface area: a height-weight formula validated in infants, children and adults. J Pediatr 93:62–66

63. Heymann MA, Rudolph AM, Silverman NH (1976) Closure of the ductus arteriosus in premature infants by inhibition of prostaglandin synthesis. N Engl J Med 295:530–533

64. Holmes AF (1824) Case of malformation of the heart. Trans Med Chir Soc Edinb 1:252

65. Hraska V (2000) A new approach to correction of tetralogy of Fallot with absent pulmonary valve. Ann Thorac Surg 69:1601–1603

66. Hunter SW, Lillehei CW (1958) Ebstein's malformation of the tricuspid valve. Study of a case together with suggestions of a new form of surgical therapy. Dis Chest 33:297–304

67. Jatene AD, Fontes VF, Paulista PP, Souza LC de, Neger F, Galantier M, Souza JE (1975) Successful anatomic correction of transposition of the great vessels: a preliminary report. Arq Bras Cardiol 28:461–464

68. Johansson L, Michaelsson M, Westerholm CJ, Aberg T (1978) Aortopulmonary window: a new operative approach. Ann Thorac Surg 25:564–567

69. Jonas RA, Castaneda AR (1988) Modified Fontan procedure: atrial baffle and systemic venous to pulmonary artery anastomotic techniques. J Cardiovasc Surg 3:91–96

69a. Kalmar P, Irrgang E (2003) Cardiac surgery in Germany during 2002: A report by the German Society for Thoracic and Cardiovascular Surgery. Thorac Cardiov Surg 51:25–29

70. Kawashima Y, Fujita T, Miyamoto T, Manabe H (1971) Intraventricular rerouting of blood for the correction of Taussig-Bing malformation. J Thorac Cardiovasc Surg 62:825–829

71. Kaye MP (1975) Anatomic correction of transposition of the great arteries. Mayo Clin Proc 50:638–640

72. Kirklin JW, DuShane JW, Patrick RT, Donald DE, Hetzel PS, Harshberger HG, Wood EH (1955) Intracardiac surgery with the aid of a mechanical pump-oxigenator system (Gibbon type): report of eight cases. Proc Staff Meet Mayo Clin 30:201–206

73. Kirklin JW, Harshberger HG, Donald DE, Edwards JE (1957) Surgical correction of ventricular septal defect: anatomic and technical considerations. J Thorac Surg 33:45–59

74. Kirklin JW, Harp RA, McGoon DC (1964) Surgical treatment of origin of both vessels from right ventricle, including cases of pulmonary stenosis. J Thorac Cardiovasc Surg 48:1026–1036

75. Klinner VW (1964) Indikationsstellung und operative Technik für die Korrektur der Fallot'schen Tetralogie. Langenbecks Arch Klin Chir 308:640–646

76. Klinner VW, Pasini M, Schaudig A (1962) Anastomose zwischen System- und Lungenarterie mit Hilfe von Kunststoffprothesen bei cyanotischen Herzvitien. Thoraxchirurgie 10:68–75

77. Konno S, Imai Y, Iida Y, Nakajima M, Tatsuno K (1975) A new method for prosthetic valve replacement in congenital aortic stenosis associated with hypoplasia of the aortic valve ring. J Thorac Cardiovasc Surg 70:909–917

78. Lababidi Z, Wu JR, Walls TJ (1984) Percutaneous balloon aortic valvuloplasty: results in 23 patients. Am J Cardiol 53:194–197

79. Lacour-Gayet F, Rey C, Planché C (1996) Pulmonary vein stenosis: description of a sutureless surgical technique using the in situ pericardium. Arch Mal Coeur Vaiss 89:633–636

80. Larzelere HB, Ohio T, Bailey CP (1953) Aortic commissurotomy. J Thorac Surg 26:31–66

81. Lecompte Y, Neveux JY, Leca F, Zannini L, Tu TV, Duboys Y, Jarreau MM (1982) Reconstruction of the pulmonary outflow tract without prosthetic conduit. J Thorac Cardiovasc Surg 84:727–733

82. Lev M (1952) Pathologic anatomy and interrelationship of hypoplasia of the aortic tract complexes. Lab Invest 1:61–70
83. Lev M, Rowlatt VF (1961) The pathologic anatomy of mixed levocardia: a review of thirteen cases of atrial or ventricular inversion with or without corrected transposition. Am J Cardiol 8:216–263
84. Lev M, Bharati S, Meng CCL, Liberthson RR, Paul MH, Idriss F (1972) A concept of double-outlet right ventricle. J Thorac Cardiovasc Surg 64:271–281
85. Lewis FJ, Taufic M (1953) Closure of atrial septal defects with the aid of hypothermia, experimental accomplishments and the report of the one successful case. Surgery 33:52–59
86. Lewis FJ, Varco RL, Taufic M, Niazi SA (1956) Direct vision repair of triatrial heart and total anomalous pulmonary venous drainage. Surg Gynecol Obstet 102:713–720
87. Lillehei CW, Varco RL (1953) Certain physiology, pathologic and surgical features of complete transposition of the great vessels. Surgery 34:376
88. Lillehei CW, Cohen M, Warden HE, Read RC, Aust JB, DeWall RA, Varco RL (1955) Direct vision intracardiac surgical correction of the tetralogy of Fallot, pentalogy of Fallot and pulmonary atresia defects: report of first ten cases. Ann Surg 142:418–445
89. Lillehei CW, Cohen M, Warden HE, Varco RL (1955) The direct vision intracardiac correction of congenital anomalies by controlled cross circulation: results of thirty-two patients with ventricular septal defects, tetralogy of Fallot, and atrioventricularis communis defects. Surgery 38:11–29
90. Lillehei CW, Cohen M, Warden HE, Ziegler NR, Varco RL (1955) The results of direct vision closure of ventricular septal defects in eight patients by means of controlled cross circulation. Surg Gynecol Obstet 101:446–466
91. Lillehei CW, Gott VL, Varco RL (1956) Direct vision correction of calcific aortic stenosis by means of pump-oxigenator and retrograde coronary sinus perfusion. Dis Chest 30:123–132
92. Maloney JV Jr, Marable SA, Mulder DG (1962) The surgical treatment of common atrioventricular canal. J Thorac Cardiovasc Surg 43:84
93. Marquis RM, Logan A (1955) Congenital aortic stenosis and its surgical treatment. Br Heart J 17:373–390
94. Mavroudis C, Backer CL (2001) Surgical management of severe truncal insufficiency: experience with truncal valve remodeling techniques. Ann Thorac Surg 72:396–400

95. McGoon DC (1972) Intraventricular repair of transposition of the great arteries. J Thorac Cardiovasc Surg 64:430–434

96. McGoon DC, Mankin HT, Vlad P, Kirklin JW (1961) The surgical treatment of supravalvular aortic stenosis. J Thorac Cardiovasc Surg 41:125–133

97. McGoon DC, Rastelli GC, Ongley PA (1968) An operation for the correction of truncus arteriosus. JAMA 250:69–73

98. McKay R, Sono J, Arnold RM (1988) Tricuspid valve replacement using an unstented pulmonary homograft. Ann Thorac Surg 46:58–62

99. Morrow AG (1978) Hypertrophic subaortic stenosis. Operative methods utilized to relieve left ventricular outflow obstruction. J Thorac Cardiovasc Surg 76:423–430

100. Moulaert AJ, Bruins CC, Oppenheimer-Dekker A (1976) Anomalies of the aortic arch and ventricular septal defects. Circulation 53:1011–1015

101. Muller WH (1951) The surgical treatment of transposition of the pulmonary veins. Ann Surg 134:683–693

102. Muller WH Jr, Dammann JF Jr (1952) The treatment of certain congenital malformations of the heart by the creation of pulmonary stenosis to reduce pulmonary hypertension and excessive blood flow: a preliminary report. Surg Gynecol Obstet 95:213–219

103. Mustard WT (1964) Successful two-stage correction of transposition of the great vessels. Surgery 55:469–472

104. Nakata S, Imai Y, Takanashi Y, Kurosawa H, Tezuka K, Nakazawa M, Ando M, Takao A (1984) A new method for the quantitative standardization of cross-sectional areas of the pulmonary arteries in congenital heart diseases with decreased pulmonary blood flow. J Thorac Cardiovasc Surg 88:610–619

105. Neill CA, Ferencz C, Sabiston DC, Sheldon YH (1960) The familial occurrence of hypoplastic right lung with systemic arterial supply and venous drainage. Scimitar Syndrome. Bull Johns Hopkins Hosp 107:1–21

106. Nicholson IA, Nunn GR, Sholler GF, Hawker RE, Cooper SG, Lau KC, Cohn SL (1999) Simplified single patch technique for the repair of atrioventricular septal defect. J Thorac Cardiovasc Surg 118:642–646

107. Nikaidoh H (1984) Aortic translocation and biventricular outflow tract reconstruction. A new surgical repair for transposition of the great arteries associated with ventricular septal defect and pulmonary stenosis. J Thorac Cardiovasc Surg 88:365–372

108. Noonan JA, Nadas AS (1958) The hypoplastic left heart syndrome. Pediatr Clin North Am 5:1029–1056
109. Norwood WI, Piggott JD (1989) Hypoplastic left-sided heart syndrome. In: Grillo HC, Austen WG, Wilkins EW, Mathisen DJ, Vlahakes GJ (eds) Current therapy in cardiothoracic surgery. Decker, Toronto, pp 473
110. Norwood WI, Lang P, Hansen DD (1983) Physiologic repair of aortic atresia – hypoplastic left heart syndrome. N Engl J Med 308:23–26
111. Patrick DL, McGoon DC (1968) Operation for double outlet right ventricle with transposition of the great arteries. J Cardiovasc Surg 9:537–542
112. Peacock TB (1869) Malformation of the heart: atresia of the orifice of the pulmonary artery. Trans Pathol Soc Lond 20:61
113. Penkoske PA, Freedom RM, Williams WG, Trusler GA, Rowe RD (1984) Surgical palliation of subaortic stenosis in the univentricular heart. J Thorac Cardiovasc Surg 87:767–781
114. Piehler JM, Danielson GK, McGoon DC, Wallace RB, Fulton RE, Mair DD (1980) Management of pulmonary atresia with ventricular septal defect and hypoplastic pulmonary arteries by right ventricular outflow obstruction. J Thorac Cardiovasc Surg 80:552–567
115. Pitlick PT, Griffin ML, Bernstein D, Choy M, Starnes VA (1990) Follow-up on a new surgical procedure for Ebstein's anomaly in the critically ill neonate. Circulation [Suppl III] 83:716
116. Potts WJ, Smith S, Gibson S (1946) Anastomosis of the aorta to a pulmonary artery. Certain types in congenital heart disease. JAMA 132:627–631
117. Quaegebeur J, Kirklin JW, Pacifico AD, Bargeron LM Jr (1979) Surgical experience with unroofed coronary sinus. Ann Thorac Surg 27:418–425
118. Rashkind WJ, Miller WW (1966) Creation of an atrial septal defect without thoracotomy: a palliative approach to complete transposition of the great arteries. JAMA 196:991–992
119. Rastelli GC (1969) A new approach to "anatomic" repair of transposition of great arteries. Mayo Clin Proc 44:1–12
120. Rastelli GC, Kirklin JW, Titus JL (1966) Anatomic observations on complete form of persistent common atrioventricular canal with special reference to atrioventricular valves. Mayo Clin Proc 41:296–308
121. Rastelli GC, Wallace RB, Ongley PA (1969) Complete repair of transposition of the great arteries with pulmonary stenosis: a review and report of a case corrected by using a new surgical technique. Circulation 39:83–95

122. Reddy VM, Liddicoat JR, Hanley FL (1995) Midline one-stage complete unifocalization and repair of pulmonary atresia with ventricular septal defect and major aortopulmonary collaterals. J Thorac Cardiovasc Surg 109:832–844

123. Rokitansky CF von (1875) Die Defekte der Scheidewände des Herzens. Braumüller, Wien

124. Ross D, Somerville J (1966) Correction of pulmonary atresia with a homograft valve. Lancet 2 (7479):1446–1447

124 a. Ryan JF, Todres ID, Cote CJ, Goudsouzian NG (eds) (1986) A practice of anesthesia for infants and children. Grune & Stratton, New York

124 b. Rowlatt JF, Rimoldi JHA, Lev M (1963) The quantitative anatomy of the normal child's heart. Pediatr Clin North Am 10:499

125. Senning A (1959) Surgical correction of transposition of the great vessels. Surgery 45:966–980

126. Shone JD, Sellers RD, Anderson RL, Adams P Jr, Lillehei CW, Edwards JE (1963) The developmental complex of parachute mitral valve, supravalvular ring of left atrium, subaortic stenosis, and coarctation of the aorta. Am J Cardiol 11:714–725

127. Sloan H, MacKenzie J, Morris JD, Stern S, Sigmann J (1962) Open-heart surgery in infancy. J Thorac Cardiovasc Surg 44:459–476

128. Spencer FC, Neill CA, Sank L, Bahnson HT (1960) Anatomical variations in 46 patients with congenital aortic stenosis. Am Surg 26:204–216

129. Stanger P, Rudolph AM, Edwards JE (1972) Cardiac malposition: an overview based on study of 65 necropsy specimen. Circulation 56:159

130. Stansel HC Jr (1975) A new operation for D-loop transposition of the great vessels. Ann Thorac Surg 19:565–567

131. Starnes VA, Pitlick PT, Bernstein D, Griffin ML, Shumway NE (1991) Ebstein's anomaly appearing in the neonate. A new surgical approach. J Thorac Cardiovasc Surg 101:1082–1087

132. Starr A, Dotter C, Griswold H (1961) Supravalvular aortic stenosis: diagnosis and treatment. J Thorac Cardiovasc Surg 41:134–140

133. Stensen N (1671/72) Hafniencia Acta Med Philosoph 1:200

134. Stirling GR, Stanley PH, Lillehei CW (1958) The effects of cardiac bypass and ventriculotomy upon right ventricular function with report of successful closure of ventricular septal defect by use of atriotomy. Surg Forum 8:433

135. Swan H, Wilson JH, Woodwark G, Blount SG (1959) Surgical obliteration of a coronary artery fistula to right ventricle. Arch Surg 79:820–824

136. Takeuchi S, Imamura H, Katsumoto K, Hayashi I, Katohgi T, Yozu R, Ohkura M, Inoue T (1979) New surgical method for repair of anomalous left coronary artery from pulmonary artery. J Thorac Cardiovasc Surg 78:7–11

137. Taussig HB, Bing RJ (1949) Complete transposition of the aorta and a levoposition of the pulmonary artery. Am Heart J 37:551–559

138. Tiraboschi R, Locatelli G, Bianchi T, Parenzan L (1975) Correction of coarctation of the aorta during the first year of life by means of the subclavian technique. 8 cases operated on successfully. Surg Italy 5:244–252

139. Trusler GA (1971) Correction of type C complete atrioventricular canal: surgical considerations. J Thorac Cardiovasc Surg 71:27

140. Trusler GA, Mustard WT (1972) A method of banding the pulmonary artery for large isolated ventricular septal defect with and without transposition of the great arteries. Ann Thorac Surg 13:351–355

141. Tschervenkov CI, Jacobs ML, Tahta SA (2001) Congenital heart surgery nomenclature and database project: hypoplastic left heart syndrome. Ann Thorac Surg 69:S170–S179

142. Tuffier T (1913) Etat actuel de la chirurgie intrathoracique. Transactions of the International Congress of Medicine, London, pp 247–327

143. Van Praagh R (1968) What is the Taussig-Bing malformation? Circulation 38:445–449

144. Van Praagh R (1972) The segmental approach to diagnosis in congenital heart disease: birth defects. Orig Art Ser 8:4

145. Van Praagh R (1977) Terminology of congenital heart disease. Glossary and commentary. Circulation 56:139–143

146. Van Praagh R, Van Praagh S (1965) The anatomy of common aortico-pulmonary trunk (truncus arteriosus communis) and its embryonic implications. A study of 57 necropsy cases. Am J Cardiol 16:406–425

147. Van Praagh R, Harken AH, Delisle G, Ando M, Gross RE (1972) Total anomalous pulmonary venous drainage to the coronary sinus. A revised procedure for its correction. J Thorac Cardiovasc Surg 64:132–135

148. Van Praagh S, LaCorte M, Fellows KE, Bossina K, Busch HJ, Keck EW, Weinberg PM, Van Praagh R (1980) Superior-inferior ventricles: anatomic and angiocardiographic findings in 10 post-mortem cases. In: Van Praagh R, Takao A (eds) Etiology and morphogenesis of congenital heart disease. Futura, Mt Kisco NY, pp 317

149. Vineberg A, Gialloreto O (1956) Report of a successful operation for stenosis of common pulmonary vein (cor triatrium). Can Med Assoc J 74:719

150. Vosschulte K (1961) Surgical correction of the aorta by an "isthmus plastic" operation. Thorax 16:338

151. Waldhausen JA, Nahrwold DL (1966) Repair of coarctation of the aorta with a subclavian flap. J Thorac Cardiovasc Surg 51:532–533

152. Warden HE, Gustafson RA, Tarnay TJ, Neal WA (1984) An alternative method for repair of partial anomalous pulmonary venous connection to the superior vena cava. Ann Thorac Surg 38:601–605

153. Waterston D (1962) Leceni Fallotovy tetralogie u deti do jednoho roku veku. Rozhl Chir XLI:3

154. Wilson JA (1798) A description of a very unusual formation of the human heart. Philos Trans R Soc Lond 88:346

155. Yacoub MH, Radley-Smith R, MacLaurin R (1977) Two-stage operation for anatomical correction of transposition of great arteries with intact interventricular septum. Lancet 1:1275–1278

156. Ziegler RF, Taber RE (1962) Diagnostic criteria and successful surgery in an operable form of complete pulmonary valve atresia. Circulation 26:807

Sachverzeichnis

A

A. lusoria 149
Anomalous left coronary artery
 from the pulmonary artery
 (ALCAPA) 129
Aortenbogen
– doppelter 149
– unterbrochener 149
Aortenbogenanomalien 149
Aortenisthmusstenose 35, 155
Aortenklappenatresie 100
Aortenklappenstenose 112
Aortenstenose, supraventrikuläre
 113
aortopulmonales Fenster 137
Atrioventrikularseptumdefekt
 (AVSD) 37
Aubert-Operation 125
Ausflussobstruktion,
 linksventrikuläre 111
AV-Kanal 37
AV-Kanaltyp-VSD 29, 33

B

Banding 84, 87, 124
bidirektionale kavopulmonale
 Anastomose 102
bikuspide Aortenklappe 112
Blalock-Taussing-Shunt 81

Bland-White-Garland-Syndrom
 129

C

Conduit, apikoaortales 116
Cor triatriatum 19
Criss-crossing-Herz 8

D

Damus-Kaye-Stansel-Anastomose
 84, 89, 152
D-Loop 5
Double inlet 4
Double inlet left ventricle
 (DILV) 82
Double outlet left ventricle
 (DOLV) 82
Double outlet right ventricle
 (DORV) 71, 83
Down-Syndrom 37
Ductus arteriosus 1, 138, 142,
 156, 163
Ductus Botalli 100, 123, 150, 163
Ductus venosus 1

E

Ebstein-Anomalie 65
Eisenmenger-Reaktion 11, 138,
 164

Embolie, paradoxale 11
Eustachi-Klappe 1

F

Fallot-Tetralogie 47, 71
Fisteln, arteriovenöse 96
Fontan-Komplettierung 102, 107
Fontan-Operation 81
– modifizierte 91
Foramen bulboventriculare 82
Foramen ovale 1, 10

G

Gerbode-Defekt 29
Glenn-Anastomose 81

H

Hemi-Fontan-Operation 85
Hemitrunkus 137
Herz, univentrikuläres 81
Heterotaxie 3, 83
His-Bündel 30
Hohlvene, linke obere 11
Holmes-Herz 82
hypoplastisches Linksherz-
    syndrom 99

I

Infundibulumstenose 48

K

Kardiomyopathie, hypertrophe
    obstruktive (HOCM) 113
Koch-Dreieck 28
Kollaterale, aortopulmonale 50
Konno-Operation 116
Konusseptumdefekt 33
Koronaraneurysma 134

Koronarfisteln 129
Koronarsinusseptumdefekt 10, 15
Kreislauf, fetaler 1

L

Linksisomerie 3
L-Loop 5
Lungenvenenfehlmündung 19

M

Malalignementventrikelseptum-
    defekt 47
McGoon-Index 52
Moderatorband 28
Morbus Gasul 31
Morrow-Operation 115
Moulaert-Muskelbündel 150

N

Nakata-Index 53
Nikaidoh-Operation 78
Nomenklatur 3, 6
Norwood-Operation 101
– modifizierte 102

P

Protein-losing enteropathy 97
Pulmonalarterienindex (PAI) 53
Pulmonalatresie 48, 50
– mit intaktem Ventrikelseptum
    59
Pulmonalstenose 47

R

Rashkind-Manöver 123
Rastelli-Klassifikation 38
Rastelli-Operation 75, 78
Rechte-Hand-Muster 5
Rechtsisomerie 3

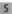

Sano-Modifikation 106
Scimitar-Syndrom 20
Septektomie 121
Septum-primum 10
Septum-primum-Defekt 11
Septum-secundum 9
Septum-secundum-Defekt 10, 12
Shone-Komplex 112
Shunt 84, 144, 164
– aortopulmonaler 86
– bidirektionaler kavopulmonaler
  85, 89, 107
Sinus-venosus-Defekt 10, 13
Situs ambiguus 3, 6
Situs inversus 3, 6
Situs solitus 3, 6
Subaortenstenose 112
Subclavian-flap-Methode 160
Switchoperation
– arterielle 77, 121
– atriale 121

Takeuchi-Operation 133
Taussing-Bing-Anomalie 72
totale kavopulmonale Anastomose
  (TCPC) 94

Transposition der großen Arterien
  (TGA) 6, 71, 121
Trikuskpidalklappenatresie 81
Truncus arteriosus 141
Tunneloperation 75

Unifokalisation 55
Unroofed coronary sinus 11

V

Valvulotomie 114
Ventrikelseptum, intaktes 59
Ventrikelseptumdefekt 27, 72,
  123
– konoventrikulärer 29, 32
– malalignement 47
– muskulärer 29, 34
– perimembranöser 29, 48
Vorhofseptumdefekt (ASD) 9

W

Willams-Beuren-Syndrom 113
WPW-Syndrom 67

Printing: Krips bv, Meppel, The Netherlands
Binding: Stürtz, Würzburg, Germany

Printed in the United States
by Baker & Taylor Publisher Services